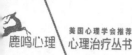

鹿鸣心理

美国心理学会推荐
心理治疗丛书

认知行为疗法

Cognitive–Behavioral Therapy

[美] 米歇尔·G.克拉斯克 著
Michelle G. Craske

郭成 方红 译
郭本禹 主编

重庆大学出版社

译丛序言

毋庸置疑，进入 21 世纪后，人类迅速地置身于一个急剧变化的社会之中，那种在海德格尔眼中"诗意栖居"的生活看似已经与我们的生活渐行渐远，只剩下一个令人憧憬的朦胧幻影。因此，现代人在所谓变得更加现实的假象中丧失了对现实的把握。他们一方面追求享受，主张及时享乐，并且能精明地计算利害得失；另一方面却在真正具有意义的事情上显示出惊人的无知与冷漠。这些重要的事情包括生与死、理想与现实、幸福与疾苦、存在与价值、尊严与耻辱，等等。例如，2010 年 10 月，轰动全国的"药家鑫事件"再一次将当代社会中人类心理的冷酷与阴暗面赤裸裸地暴晒在大众的视线之中。与此同时，我们的生活乐趣正在不断被侵蚀。例如，日益激烈的职业与生存竞争导致了现代社会中人际关系的淡薄与疏远，失业、职业倦怠与枯竭、人际焦虑、沟通障碍等一连串的问题催化了"人"与"办公室"的矛盾；家庭关系也因受到社会变革的冲击而蒙上了巨大的阴霾，代沟、婚变、购房压力、赡养义务、子女入学等一系列问题严重地激化了"人"与"家庭"的矛盾。人们的心灵越来越难以寻觅到一个哪怕只是稍作休憩、调适的时间与空间。在这种情况下，心理咨询与治疗已然成了公众的普遍需要之一，其意义、形式与价值也得到了社会的一致认可。例如，在 2008 年四川汶川大地震时，心理治疗与干预在减轻受灾群众的创伤性体验，以及灾后心理重建方面发挥了不可替代的作用。

值得欣喜的是，我国的心理治疗与咨询事业也在这种大背景下绽放出了旺盛的生命力。2002 年，心理咨询师被纳入《中华人民共和国职业分类大典》，从而正式成为一门新的职业。2003 年，国家开始组织心理咨询师职业资格考试。心理咨询师甚至被誉为"21 世纪的金领行业"[1]。目前，我国通过心理咨询师和心理治疗师资格证书考试的人有 30 万左右。据调查，截至 2009 年 6 月，在苏州持有劳动部颁发的国家二级、三级心理咨询师资格证书者已达到 2 000 多人[2]；截至 2010 年 1 月，在大连拥有国家心理咨询师职业资格证书者有 3 000 多人，这一数字意味着在当地每 2 000 人中即有一名心理咨询师[3]。但就目前而言，我国心理治疗与咨询事业还存在着诸多问题。譬如，整个心理治疗与咨询行业管理混乱，鱼龙混杂，专业水平参差不齐，从而成为阻碍这一行业发展的瓶颈。"造成这一现象的原因尽管很多，但最根本的原因，乃是大陆心理咨询师行业未能专业化使然。"[4]因此，提高心理咨询师与治疗师的专业素养，已经成为推动这一行业健康

[1] 徐卫方.心理咨询师，21 世纪的金领行业 [J].中国大学生就业，2011（10）.
[2] 沈渊.苏州国家心理咨询师人数超两千 [N].姑苏晚报，2009-06-07（3）.
[3] 徐晓敬.大连每 2 000 人即拥有一名心理咨询师 [N].辽宁日报，2010-03-24（7）.
[4] 陈家麟，夏燕.专业化视野内的心理咨询师培训问题研究——对中国大陆心理咨询师培训八年来现状的反思 [J].心理科学，2009，32（4）.

发展亟待解决的问题。

对于普通大众而言，了解心理治疗与咨询的基本知识可以有效地预防自身的身心疾病，改善和提高生活质量；而对于心理治疗与咨询行业的从业人员而言，则更有必要夯实与拓展相关领域的专业知识。这意味着专业的心理治疗与咨询行业工作者除了掌握部分心理治疗与咨询的实践技巧与方法之外，更需要熟悉相应治疗与咨询方案的理念渊源及其核心思想。心理学家吉仁泽（Gigerenzer）指出："没有理论的数据就像没有爹娘的孤儿，它们的预期寿命也因此而缩短。"[1]这一论断同样适用于形容心理治疗技术与其理论之间的关系。事实上，任何一种成功的心理治疗方案都有着独特的、丰厚的思想渊源与理论积淀，而相应的技术与方法不过是这些观念的自然延伸与操作实践而已。"问渠那得清如许？为有源头活水来"，只有奠基于治疗理论之上的治疗方法，才不致沦为无源之水。

尽管心理治疗与咨询出现的历史不过百年左右，但在这之后，心理治疗理论与方法便如雨后春笋，相互较劲似的一个接一个地冒出了泥土。据统计，20世纪80年代的西方心理学有100多种心理治疗理论；到90年代这个数字就翻了一番，出现了200多种心理治疗理论；而如今心理治疗理论已接近500种。这些治疗理论或方法的发展顺应时代的潮流，但有些一出现便淹没在大潮中，而有些则始终走在潮流的最前沿，如精神分析学、行为主义、人本主义、认知主义、多元文化论、后现代主义等思潮。就拿精神分析学与行

---

[1] G.Gigerenzer.Surrogates for theories.*Theory & Psychology*，1998，8.

为主义来说，它们伴随心理学研究的深化与社会的发展而时刻出现日新月异的变化，衍生出更多的分支、派别。例如，精神分析理论在弗洛伊德之后便出现了心理分析学、个体心理学、自我心理学、客体关系学派、自体心理学、社会文化学派、关系学派、存在分析学、解释精神分析、拉康学派、后现代精神分析、神经精神分析等；又如，行为主义思潮也飞迸出各式各样的浪花：系统脱敏疗法、满灌疗法、暴露疗法、厌恶疗法、代币制疗法、社会学习疗法、认知行为疗法、生物反馈疗法等。一时间，各种心理治疗理论与方法如繁星般以"你方唱罢我登场"的方式在心理治疗与咨询的天空中竞相斗艳，让人眼花缭乱。

那么，我们应该持怎样的态度去面对如此琳琅满目的心理治疗理论与方法呢？对此，我们想以《爱丽丝漫游奇境记》中的一个故事来表明立场：爱丽丝与一群小动物的身上被弄湿了，为了弄干身上的水，渡渡鸟（Dodo bird）提议进行一场比赛。他们围着一个圈跑，跑了大概半个小时停下来时，他们的身上都干了。可是，没有人注意各自跑了多远，跑了多久，身上是什么时候干的。最后，渡渡鸟说："每个人都获胜了，所有人都应该得到奖励。"心理学家罗森茨韦格（Rosenzweig）将之称为"渡渡鸟效应"，即心理治疗有可能是一些共同因素在发挥作用，而不是哪一种特定的技术在治愈来访者。这些共同因素包括来访者的期望、治疗师的人格、咨访关系的亲密程度等。而且，已有实证研究证实，共同因素对治疗效果发挥的作用远远超过了技术因素。然而，尽管如此，我们认为，各种不同治疗取向的存在还是十分有必要的。对于疾病来说，可能很多"药物"（技术）都能起作用，但是对于人来说，每个人喜欢的"药"的味道却不一样。因此，每一对治疗师与来访者若能选择其喜爱的治疗方法来共同度过一段时光，岂不美哉？！而且，事实上，经验表明，在治疗某种特定的心理疾病时，也确实存在某些方法使用起来会比另外一些方法更加有效。

因此，在这个越来越多元化发展的世界中，我们当然有理由保持各种心理疗法的存在并促进其发展。美国心理学会（APA）在这方面做了大量工作。APA对学校开设的课程、受读者欢迎的著作、广泛参与的会议进行了深入的调研，确定了当今心理治疗领域最为重要、最受欢迎、最具时代精神的24种理论取向，并且选取了相关领域的领军人物来撰写这套"心理治疗丛书"，这些领军人物不但是相关理论的主要倡导者，也是相关领域的杰出实践者。他们在每本书中对每一种心理治疗理论取向的历史作了简要回顾，对其理论进行了概括性阐述，对其治疗过程进行了翔实的展示，对其理论和疗效作出了恰当的评价，对其未来发展提出了建设性的展望。

这套丛书可谓是"麻雀虽小，五脏俱全"。整套丛书可以用五个字来概括：短、新、全、权、用。"短"是短小精悍，本套丛书每册均在200页左右，却将每种取向描述得淋漓尽致。"新"是指这套丛书的英文版均是在2009年及之后出版的，书中的心理治疗取向都是时下最受欢迎与公认的治疗方法。"全"是指这套丛书几乎涵盖了当今心理治疗领域所有重要的取向，这在国内目前的心理治疗丛书中是不多见的（比较罕见的）。"权"是指权威性，每一本书都由相关心理治疗领域的领军人物撰写。"用"是指实用性，丛书内容简明、操作性强、案例鲜活，具有很强的实用性。因此，这套丛书对于当今心理咨询与治疗从业者、心理学专业学生以及关注自身心理健康的一般读者来说，都是不错的专业和普及读本。

　　这套"丛书"共24本，先由安徽人民出版社购买其中9本书的翻译版权，现由重庆大学出版社购买其中14本书的翻译版权。两社领导均对这套"丛书"给予高度重视，并提出具体的指导性意见。两个出版社的各位编辑、版贸部工作人员均付出了辛勤的劳动，各位译者均是活跃在心理学研究、教学和实践的一线工作者，具有扎实的理论功底与敏锐的专业眼光，他们的努力使得本套丛书最终能呈现在各位读者面前。我们在此一并表达诚挚而衷心的感谢！

郭本禹

2013 年 8 月 10 日

于南京郑和宝船遗址·海德卫城

丛书序言

有人可能会认为，在当代心理治疗的临床实践中，循证（evidence-based）干预以及有效的治疗结果已经掩盖了理论的重要性。也许，是这样吧。但是，作为本丛书的编者，我们并不打算在这里挑起争论。我们确实了解到，心理治疗师一般都会采用这种或那种理论，并根据该理论来进行实践，这是因为他们的经验以及几十年的可靠证据表明，持有一种坚实的心理治疗理论，会有助于治疗取得更大的成功。不过，在具体的助人过程中，理论的作用还是很难解释的。下面这段关于解决问题的叙述，或许有助于说明理论的重要性。

《伊索寓言》里有一则寓言，关于太阳和北风进行比赛，以确定谁最有力量。他们从天空中选中了一个在街上行走的人。北风打赌说他能够脱掉那个人的外套，太阳同意了这次比赛。北风呼呼地吹着，那个人紧紧地裹着他的外套。北风吹得越猛烈，他就裹得越紧。轮到太阳了。他用自己所有的能量照射出温暖的阳光，不一会儿，那个人就把外套脱了。

太阳与北风之间的脱衣比赛与心理治疗理论有什么关系呢？我们认为，这个貌似浅显的小故事强调了理论的重要性，理论引发了有效干预，从而得到令人满意的结果。离开了理论的指导，我们可能只治疗症状而没有理解个体的角色。或者，我们可能用尽力气反而令来访者的冲突愈烈，却想不到，有时，间接的帮助手段（阳光）甚至比直接的帮助手段（风）更有效，或者效果相当。离开了理论，我们很可能会脱离治疗原理的轨道，陷入社会主流标准，懒于躬身乍看上去细微的小事了。

理论到底是什么呢？《美国心理学会心理学词典》（*APA Dictionary of Psychology*）将理论界定为"一种或一系列相互关联的原理，旨在解释或预测一些相互关联的现象"。在心理治疗中，理论是一系列的原理，应用于解释人类的思想或行为，包括解释是什么导致了人们的改变。在实践中，理论创设了治疗的目标，并详细说明了如何去实现这些目标。哈利（Haley, 1997）指出，一种心理治疗理论应该足够简单，让一般的心理治疗师能够明白，但也要足够综合，以解释诸多可能发生的事件。而且，理论在激发治疗师与来访者的希望，认为治愈是可能的同时，还引导着行动朝着成功的结果发展。

理论是指南针，指导心理治疗师在临床实践的辽阔领域中航行。航行的工具需要经过调整，以适应思维的发展和探索领域的拓展，心理治疗理论也是一样，需要与时俱进。不同的理论流派通常会被称作"思潮"，第一思潮便是心理动力理论（比如，阿德勒的理论、精神分析），第二思潮是学习理论（比如，行为主义、认知行为学派），第三思潮是人本主义理论（以人为中心理论、格式塔、存在主义），第四思潮是女性主义和多元文化主义理论，第五思潮是后现代和建构主义理论。在许多方面，这些思潮代表了心理治疗如何适应心理学、社会和认识论以及心理治疗自身性质的变化，并对这些变化做出了回应。心理治疗和指导它的理论都是动态的、回应性的。理论的多样性也证明了相同的人类行为能够以不同的概念化来解读（Frew & Spiegler，2008）。

我们编撰这套美国心理学会的"心理治疗丛书"时，有两个概念一直谨记于心——理论的重要性和理论思维的自然演化。我们俩都彻底地为理论以及每一个模型的复杂思想范畴所着迷。作为教授心理治疗理论课程的大学教师，我们想通过编辑出的学习材料，向专业人士以及正在接受培训的专业人员强调主流理论的重要性，更向读者展示这些模型的最新形态。通常在关于理论的著作中，对原创理论家的介绍会盖过对模型进展情况的叙述。与此相反，我们的意图是强调理论的当前应用情况，当然也会提及它们的历史和背景。

这个项目一开始，我们就急需做出两个决定：选取哪些理论流派并由谁来撰写？我们查看了研究生阶段的心理治疗理论课程，看看哪些理论在列；我们也查阅了受欢迎的学术著作、文章和学术会议情况，以确定最能引起人们兴趣的是哪些理论。然后，我们从当代理论实践的最优秀人选中，列出了一份理想的作者名单。每一位作者都是他所代表取向的主要倡导者兼知名的实践者。我们请每一位作者回顾该理论的核心架构，然后通过循证实践的背景查看该理论，从而将它带进临床实践的现代范畴，并清晰地说明该理论在实际运用中情况如何。

　　本套丛书计划涉及 24 个主题。每一本书既可以单独使用，也可以与其他几本书一起作为心理治疗理论课程的资料。通过选择，导师可以创设出一门课程，介绍他们认为的当今最卓著的治疗方法。为此，美国心理学会出版社（APA Books）还为每一取向制作了一套 DVD，以真实的来访者案例实践来演示该理论。许多 DVD 都展示了六次以上的面谈。有兴趣者可以联系美国心理学会出版社，以获得一份完整的 DVD 项目清单。

　　在本书中，米歇尔·克拉斯克博士向读者展示了为什么认知行为疗法会成为当代临床实践中最受欢迎的心理疗法。她强调用临床研究分析认知行为疗法在各种条件下对不同群体进行治疗的有效性。除了将关注的焦点集中于循证实践外，克拉斯克博士还提供了大量的案例，描述了从一个过程的视角看认知行为疗法是怎样发挥作用的。由于临床医生和各种培训项目都广泛地采用这种治疗方法，因此，"心理治疗丛书"做了重要补充，将本书囊括了进来。

——乔恩·卡尔森和马特·恩格拉-卡尔森

（Jon Carlson, Matt Englar-Carlson）

参考文献

[1]Frew,J.&Spiegler,M.（2008）.*Contemporary psychotherapies for a diverse world.* Boston,MA: Lahaska Press.

[2]Haley,J.（1997）.*Leaving home:The therapy of disturbed young people.*New York,NY:Routledge.

CONTENTS 目录

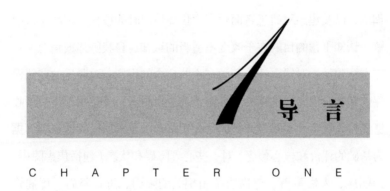

导言

CHAPTER ONE

　　认知行为疗法是以短期、聚焦问题为显著特点的认知和行为干预策略，它起源于有关学习与认知的科学及理论。而且，认知行为疗法的实施过程和评估受经验科学原则的指导。行为干预的目的在于通过改变行为的前提和结果，设计出可以产生新学习的行为练习，从而减少适应不良行为，并增加适应行为。行为干预的例子很多，包括抑郁的行为激活、压力管理的问题解决、社交技能缺乏的行为训练，以及焦虑障碍患者面对产生焦虑情境时的放松训练和系统脱敏。认知干预的目的在于改变不适当的认知、自我陈述或信念。认知方法包括：对错误评价和潜在歪曲信念的识别；对驳斥这些错误评价和核心信念的证据的理性辩论或逻辑思考；设计用于进一步收集资料以否定此类错误评价的行为实践；以及发展出其他更以证据为基础的评价和核心信念。对一些心理障碍和状态（包括焦虑障碍、抑郁症、人格障碍、与物质滥用相关的障碍、进食障碍、疼痛管理、婚姻困扰，以及精神病的一些方面）来说，这些认知干预和行为干预一起，已经显示出有效的治疗效果（见第5章）。事实上，在所有的心理治疗方法中，认知行为疗法已被公认为是最具实证基础的治疗方法。

　　如第2章所述认知行为疗法源于有关经典条件反射和操作性条件反射的科学理论，或者说学习理论。这些理论都强调强化和惩罚结果在引导随意行为方面的作用（例如，持续使用药物产生的愉悦感会有积极的强化效果），以及由于与最初的诱发事件相关联而出现的条件反应（比如车祸后产生的对开车的恐惧）。最初，尽管思维被视为"另一种行为",并因此受相同的强化和条件反射等规则的支配,但人们还是很少考虑评价和思维在行为与情感中所起的决定性作用。

人们对社会学习理论所提倡的严格的行为理论日益不满,而对认知理论的兴趣与日俱增。这使得人们确信,有关自我和世界的判断及潜在信念体系是情绪和行为的决定因素。而且,认知运动源于操作性条件反射和经典条件反射理论,这些理论的发展使人们对认知有了新的认识,将其视为学习的潜在媒介。于是,行为疗法演变为认知行为疗法,它始终坚持一种以科学为基础的治疗取向,不过,它的干预目标从行为扩展到了判断和信念。认知和信息加工科学的发展独立于认知疗法的产生,诚如本书所述,前者对后者所主张的机制提出了强烈的质疑。从某种程度上说,正是由于这种质疑,最近"第三思潮"的发展再次强调了行为理论,但不再强调认知的内容。

在实践中,与认知理论和干预相比,个体临床医生认可行为理论和干预的程度因人而异。一些临床医生依然将关注的焦点集中于行为,并在一种行为主义框架内处理认知,例如,针对抑郁症的行为激活治疗,其中,认知被视为维持抑郁性沉思的回避行为的潜在根源。另一些临床医生则采取一种整合取向,将行为理论和干预方法与改变认知内容的认知理论及方法相结合。还有一些临床医生将关注的焦点更多地集中到了认知上,他们将认知的内容视为所有行为和情绪背后的驱动因素,同时也是一切治疗效果的主要焦点。这最后一种方法就是一般意义上所说的认知疗法。不过,认知治疗师往往依靠行为方法论获得可以反驳和驳斥不合理认知的证据。因此，要区分认知疗法和认知行为疗法即使不是完全不可能，也是很有难度的。行为疗法不强调认知内容，因而更易于与认知行为疗法区分，但即便如此，有时候也很难对其加以区分。举例来说，在基于操作性学习理论的行为干预中，思维可能会被视为行为的前因。因此，如果一系列言语陈述是引起不适应行为的前因，那么，治疗目标就是用引起更具适应性之行为的"不同前因陈述"来取代这些陈述。显然，这样的行为策略与认知策略有重叠之处。

无论临床医生是更偏向行为取向或还是更偏向认知取向，他们都会依据略微不同的原理来进行治疗阐释和理解治疗变化，所以，他们可能会运用同样的干预程序。相反，行为理论和认知理论的原理都可以用来解释运用相同干预策略所导致的治疗变化。例如，行为理论将重复暴露于恐惧情境的效果归因于条件恐惧反应的消退；而临床医生依据认知理论，也会采用同样的暴露方法来收集可以反驳有关危险之错误判断的信息。

尽管人们对行为和认知的原理与方法论的重视程度不同，但认知行为疗法取向还是将其经验基础、对有关行为和认知的理论与科学的依赖，以及其问题聚焦取向整合成一个统一的整体。无论如何强调行为和认知原则，认知行为治疗师的目的都在于用适应行为、情绪和认知取代不适应行为、情绪和认知。而且，认知行为治疗师是在对干预策略之有效性进行不断评估的背景中实现这一目标的，而且，在必要的时候，他们会修正干预方案，以达到最佳效果。

认知行为疗法得到了临床治疗师的广泛应用。例如，有研究者对 591 名随机选取的 APA 会员进行了调查，其中，45.4% 认为其理论取向是认知行为疗法（Stewart & Chambless，2007）。这一比例超过了其他所有取向，包括心理动力取向（21.9%）、折中主义取向（19.8%）、人本主义或经验主义取向（4.4%）、家庭系统取向（3.9%），以及其他取向（4.6%）。尽管如此，一些自认为在践行认知行为疗法的临床治疗师可能会高估其将认知行为疗法应用于临床治疗的能力（Brosan，Reynolds & Moore，2007，2008），而且，从患者的报告我们可以得知，他们并没有表达出认知行为疗法的关键要素（Stobie，Taylor，Quigley，Ewing & Salkovskis，2007）。这些缺陷可能源自不充分的认知行为疗法训练。为了确定基于心理治疗经验（其中大部分由认知行为疗法构成）的训练是否适宜，研究人员对全美国的精神病学、心理学及社会工作的训练方案展开了调查 (Weissman et al.，2006)。结果表明，以经验为基础的治疗中，仅有 17.8% 的训练方案提供了经验教学和临床督导训练。有趣的是，提供恰当训练比例最高的竟然是精神病学，这可能是由于认知行为疗法包含在了精神医生住院培训的认证标准中。而在心理学工作者或社会工作者的培训方案中则没有这样的要求。另外，认知行为疗法能力的缺乏可能还因为在认知行为疗法训练中存在以忽略认知行为疗法原理为代价，过分强调认知行为疗法程序的现象，即使那些自认为是认知行为取向的临床医生也不例外。这一不平衡现象的出现，部分是因为针对不同问题的认知行为疗法干预方案的手册化。

尽管手册化是一种积极的特征，促进了对认知行为疗法的经验性评估，并加速了认知行为疗法的传播，但它也在不经意间导致了重程序、轻原理的问题。要达到本书的主要目的，即充分地了解认知行为疗法的潜在原理，就有必要对所提出的每个问题的认知行为治疗程序进行最佳的"量体裁衣"。

然而，认知行为疗法除了在所有心理治疗方案中最具循证基础而享有盛名（Roth & Fonagy，1996）外，甚至对缺乏经验的治疗师而言，也是很有效的方法。就其本身而论，认知行为疗法与美国心理学会（APA，2005）所倡导的循证实践运动完全一致。循证实践原则鼓励临床医生将临床练习与各种研究证据相结合，从而应用于治疗计划。为促进循证原则的推广，美国心理学会第十二分会（临床心理学协会）创建了一个实时更新的网站，主要介绍针对特定问题的治疗方法及其支持证据的信息。这些文件中引用的大多数得到经验支持的治疗方法有认知疗法、行为疗法、认知和行为疗法以及这里所说的认知行为疗法。此外，美国心理学会正在开发一系列经验科学指导的实践指南（Hollon et al.，2014）。

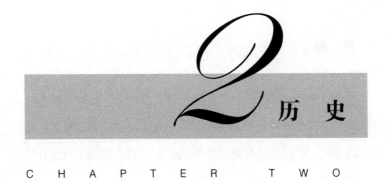

2 历史

CHAPTER TWO

认知行为疗法的历史开始于纵贯 20 世纪 50 年代到 70 年代的那种严重的行为取向。认知疗法在 20 世纪 60 年代获得了发展，之后，到了 20 世纪 80 年代便出现了认知取向和行为取向的整合。目前，行为疗法的第三思潮初现，这次思潮不强调认知的内容，而重视其功能。

起　源

作为一种对 20 世纪上半叶盛行的"非科学"精神分析治疗取向的反击，以学习理论原理为指导，出现了一种全新的针对心理障碍的概念化、评估和治疗的科学取向。这个新取向就是行为疗法。就像李维斯（Levis，1999）所指出的：

> 行为疗法运动参与了学习的实验领域，学习的实验领域已经有了大量的数据库、共同的语言结构和指导性的科学哲学。通过强调概念和操作程序的重要性，以及进行评估和研究，所有相关人员都希望基于确定的、实证支持的学习和行为理论，发展出新的治疗技术和评估程序，以减少心理健康领域现有的混乱（p.157）。

有两种学习理论原理分别以其独特的形式指导着行为疗法运

动：经典（或反应性）条件反射和操作性（或工具性）条件反射。简而言之，经典条件反射（与巴甫洛夫 1927 年的实验密切相关）以环境中的刺激为基础，这些刺激产生反射反应，例如，我们对他人的身体威胁会产生一种反射性的恐惧反应。因此，一个原始的唤起刺激（或者一个无条件刺激，US）会产生一个无条件反应（UR）。而且，如果一个先前的中性刺激与无条件刺激多次配对出现，就会变成一个条件刺激（CS），它能引发与最初的无条件反应相类似的条件反应（CR）。例如，由于一次令人厌恶的汽车事故（无条件刺激）及其所带来的恐惧和疼痛（无条件反应），汽车（条件刺激）可能就会变成潜在的未来事故的信号，并因此诱发条件性的焦虑反应。结果，焦虑对汽车产生了条件作用，甚至可能会自动唤醒所感知到的危险，或者没有对感知到的危险进行有意识的评价。在经典条件反射理论中，中性刺激和原始诱发刺激之间习得联结的历史是推测出来的，以解释当前的情绪行为反应。在情绪障碍（如焦虑障碍）、物质滥用相关障碍、某些性障碍等的精神病理学和治疗中，经典条件反射正在且继续不断被引用为一个解释的过程。

操作性条件反射最初由桑代克（Thorndike, 1898）创立，经斯金纳（Skinner, 1938）得以发展，指的是由行为结果所引起的行为发生频率或形式的改变。就其本身而言，它与随意行为而非反射行为相关。也就是说，一种反应会以更可能被接受的结果为基础被"选择出来"——因此是随意的；操作性行为"操控"环境，并通过其结果得以保持。例如，吸食毒品的频率不断增加，主要是因为通过毒品带来的愉悦感，或免于负性情绪的困扰，个体获得了强化，尽管只是暂时的强化。由愉悦感或逃离不愉快情绪所提供的强化增加了将来吸食毒品的可能性。在操作性条件反射中，行为反应是由行为产生的积极或消极结果的完整序列所选择和塑造的。操作性条件反射广泛用于大量异常行为的治疗，如物质滥用相关障碍、外化行为、疼痛管理和精神病的一些方面。

两种学习理论被引入治疗的进程不同。巴甫洛夫和同事没有考虑到经典条件反射在治疗中的应用。实际上，最早运用经典条件反射的是华生和雷纳（Watson & Rayner, 1920），他们在小"阿尔伯特"身上证明了条件性恐惧反应的存在；还有玛丽·卡沃·琼斯（Mary Cover Jones, 1924）基于学习理论发展出了消除儿童恐惧的技术。不过，当时，他们的研究和巴甫洛夫及其同事的研究对临床实践都没有产生什么重大影响，这很可能是因为当时精神病的治疗领域是由精神分析理论占主导（Eelen & Vervliet, 2006）。不过，第二次世界大战后（即1945年之后），对心理治疗干预和治疗师的需要剧增，此时，心理学家接受新方法、新干预训练的时机已经成熟。南非的约瑟夫·沃尔普生逢其时，他对精神分析取向日益不满。沃尔普对学习的实验基础及其在神经症中的应用非常感兴趣，他在此基础上创立了治疗恐惧和焦虑障碍的系统脱敏疗法（Wolpe, 1958）。

沃尔普开始重新审视巴甫洛夫的研究（1927）和赫尔（1943）的学习理论（他主张行为受驱力和诱因的影响，只有当强化满足需求时，条件反射才会发生）。接着，他以猫为实验对象，研究了厌恶性经典条件反射的原理。沃尔普一旦确定，电击关猫的笼子会让猫对笼子产生恐惧反应，他紧接着就会确定，通过逆条件反射程序可以最终消除猫的厌恶性条件恐惧。在这一程序中，饥饿驱力和食物成了交互抑制恐惧反应的手段。也就是说，猫被轻度剥夺了食物，接着逐渐将食物放到离笼子越来越近的距离。饥饿和想要获得食物的驱动力战胜了焦虑，猫最终重新进入笼子。随后，他将研究结果扩展到了人类的恐惧和恐惧症中。在一系列广泛的个案研究中，沃尔普（1958）运用放松技术（通过渐进肌肉放松，由吉布森于1938年提出）作为与每一意象相关联之焦虑的逆条件，证明了对产生恐惧的情境采取渐进式想象暴露方法可以产生积极效果。这种方法被称为系统脱敏疗法，一诞生即成为针对情绪障碍的行为干预方法中最早被验证的、标准化的、可复制的方法。

巴甫洛夫的研究缺乏治疗实践，相比之下，斯金纳直接将操作性条件反射原理引入了治疗干预领域，并在这方面做出了重要贡献。他是美国20世纪50～60年代行为干预发展的先锋（例如，Lindsley，Skinner，& Solomon，1953），这一领域后来在第二次世界大战后需求剧增的背景下发展迅速。斯金纳认为，有关机体行为的科学知识提供了不同于精神分析取向治疗的解决方案。在其著作《科学与人类行为》（1953）中，斯金纳阐述了这一新的治疗形式。对于斯金纳而言，治疗指的是引入可观察的变量以弥补和纠正产生"不适应"行为的历史。也就是说，治疗以操作性条件反射为基础，然后进行行为矫正（behavior modification），其中涉及不满意行为的消退原理，以及依据不同的强化程式通过强化新出现的满意行为以实现行为再塑的原理。斯金纳和林斯利（Skinner & Lindsley）首先将操作性条件反射的原理运用于马萨诸塞大都会州立医院的精神病患者的问题行为（如自我伤害）的管理。接着，这些行为矫正程序拓展到了自闭症及其他与心理发育迟滞相关的问题行为上。"简要说来，我们可将医院病房视为巨大的斯金纳箱，并对箱子中围绕患者行为发生的环境事件进行严格控制，目的是消除不满意的反应或塑造满意的反应"（Goldfried & Davison，1994，p.5）。

　　尽管原理不同，但经典条件反射与操作性条件反射方法有几个共同特征。具体来说，两种方法都将"障碍"视为错误学习的结果。他们坚持认为，异常行为也是由控制正常行为的相同原理所支配，所以，大多数异常行为也能通过行为程序加以矫正（Rachman & Wilson，1980）。另一个共同特征是依赖于经验性方法和原理，以及不依靠不可测量的构想（如精神分析）而推动该领域的动机。对一种应用性科学方法的承诺意味着对外显、可验证的概念框架的依赖；治疗技术必须能够精确描述，才可以被测量和复制；对治疗方法和概念进行实验评估以确定其效果；强调严格评价应用于特定问题的特定方法，而不是对应用于异质问题的错误定义的程序进行全面评估（Rachman & Wilson，1980）。

　　20世纪50年代，汉斯·艾森克极大地影响了人们对行为理论和行为疗法的接受度。他也被赋予一项重任，即在伦敦的莫斯里研究所（该所是英国主要的训练中心）实施一个针对临床心理学家的训练项目。艾森克本人深受精神分析无法证伪因而是非科学的这一观点的影响。他开始审视现有心理治疗方法的有效性，并在其一篇有广泛影响的论文（Eysenck，1952）中做出总结：传统的（即精神分析的）疗法并不比一段时间的不治疗或安慰剂更有效。1960年，艾森克出版了《行为疗法与神经症》一书，他在书中得出结论：基于现代学习理论的治疗方法才是唯一有效的方法，如系统脱敏疗法和包括厌恶疗法在内的工具性程序。因此，艾森克在莫斯里研究所创建了一种科学行为心理学导向的临床训练模式，这一模式后来得到斯坦利·拉赫曼（Stanley Rachman）和埃萨克·马克斯（Isaac Marks）的强化，并在此后持续影响英国的临床心理学训练。除此之外，1963年，艾森克创办了《行为研究与治疗》杂志，该杂志为正在进行的行为疗法的调查结果提供了发布渠道，因此，大大促进了行为疗法在世界范围内的传播。

20世纪70～80年代，行为疗法的效能研究迅速发展。与此同时，形成了一套评价治疗结果的标准，如治疗可信性、治疗完整性以及严格的控制比较。然而，随着对疗效结果和行为疗法技术兴趣的增加，人们对这类治疗的"理论"基础以及对经典条件反射和操作性条件反射原理理论衔接的兴趣却减弱了。在李维斯（1999）看来，"行为治疗师这一术语，原先指的是一个致力于科学行为哲学的个体，很快就失去一切有意义的操作性特征"（p.159）。其他学者同样也指出，行为疗法与行为理论脱节了（例如，Eifert，Forsyth，&

Schauss，1993）。

此外，人们开始越来越关注用学习理论来解释精神病理学的充分性（例如，Bandura，1978）。例如，针对恐惧和恐惧症的经典条件反射模型因为不能解释为什么经受同样厌恶经验的个体没有全部出现恐惧症，从而备受质疑。与此同时，人们开始认为操作性条件反射原理过于简单和机械化，以至于"临床医生对激进的行为主义者不能系统解释语言和思维过程对临床医生有什么用而感到失望"（Eifert et al.，1993，p.108）。而且，临床医生对用行为疗法来治疗抑郁症的结果表示不满，于是他们开始在认知疗法中探索新的模型。

认知疗法的先驱是：阿尔伯特·埃利斯（Albert Ellis，1957），他提出了一种认知疗法，称之为理性情绪行为疗法；亚伦·贝克（Aaron Beck，1963），他的方法被称为认知疗法；唐纳德·梅肯鲍姆（Donald Meichenbaum，1977），他提出了自我指导训练。简而言之，埃利斯将非理性信念视为问题行为和情绪的原因，他强调，对非理性信念的直接驳斥和理性信念的发展是治疗的模式。贝克的方法强调信息加工过程中表层的曲解，以及这些表层曲解与深层的或核心的不适应信念系统之间的关联；而不是将驳斥视为一种治疗技术。该方法运用苏格拉底式提问帮助个体认清其思维中的错误，并产生替代性的、更加基于证据的评价。梅肯鲍姆的方法是教授一种在面对具挑战性情境时的自我指导方法。尽管这三种认知方法存在差异，但三者都认为障碍产生于错误的信念；他们都认为，功能失调的信念导致并维持了精神病理症状，而且，认知内容是行为和情绪的首要决定因素。认知方法强调的是"不可测量的"认知概念，这与严格的行为方法形成了鲜明的对比。不过，认知方法与推断性的精神分析不同，它关注的焦点是当前问题和当下思维，并将言语表达看作有效的数据点，而不是无意识过程的象征。

经典条件反射及操作性条件反射理论中同时也会出现范式的转变。在新出现的模式中，认知被纳入学习理论模式中，它不仅是一个反应，而且是具有偶然意义的因素，或者是条件作用的调节者（例如，Rescorla，1968）。围绕内隐的或无意识的期望与外显的有意识评估在操作性条件反射和经典条件反射中的作用的争论仍在继续。尽管如此，认知与条件作用的融合依然是另外一个促进认知理论兴起，并将认知理论融入行为理论与治疗的重要因素。

在人们接受认知，将其作为治疗目标的过程中，班杜拉（1973）的社会学习理论产生了积极的影响，该理论将认知过程视为行为的重要决定因素。班杜拉认为，学习不仅仅依赖于直接经验，而且也通过判断产生（尽管直接经验仍被看作重要的决定因素）。因此，在班杜拉的交互决定模型中，行为、认知、环境因素是不断互相强化的。随后，班杜拉（1977）强调一个他称之为自我效能的特殊认知结构，他将其视为行为改变的主要决定因素以及治疗干预过程的潜在重要机制。班杜拉设想，通过行为实现产生的自我效能比通过言语说服产生的自我效能更有效。这可能就解释了为什么他的模型从来没有被完全整合进认知理论和治疗之中，尽管该模型已被整合为行为疗法的调节因素。

然而，促使行为主义向认知行为主义过渡的另一个因素是认知取向对行为技术的认可，虽然它仅仅是一种改变不适应思维风格的方法。因此，当行为主义者将治疗的目标不局限于外显行为，将认知领域也包括在其中时，他们就不会放弃其行为技术。到 20 世纪 80 年代初，认知革命方兴未艾。一些研究中心成立，如埃利斯理性情绪行为疗法中心；一些治疗手册出版，如贝克及其同事写的《抑郁的认知疗法》（1979），这些都为认知疗法程序的临床效能研究以及在临床领域的广泛传播铺平了道路。

行为疗法和认知疗法的发展路径迥异。行为疗法始于有关学习理论的实验原理，这些原理首先在对动物的实验室研究中得以验证，随后对人类进行实验室研究，最后是对临床样本进行治疗结果研究。沃尔普（1958）在经典条件反射和交互抑制研究中概括了这一取向。相比之下，认知疗法来源于埃利斯（1957）、贝克（1963）和梅肯鲍姆（1977）等人敏锐的临床观察。他们观察到了患者的自我陈述和信念在情绪和行为反应中的作用。让人觉得奇怪的是，认知心理科学和认知疗法几乎同时兴起，但这两个认知领域几乎是独立发展的。直到 20 世纪 90 年代中后期，两者的整合工作才正式开始，即开始根据认知心理科学的原理和实验结果来评价认知疗法的理论原则和治疗程序。

当代取向和进展

认知疗法和行为疗法的整合使治疗师越来越注重将来访者的期望和理解当作治疗产生疗效的资源，因此"将这些内容运用于行为疗法之中"（Rachman，1997，p.18）。在此背景中，认知内容的焦点在于帮助来访者，使其认识到自己不适应的认知 - 情绪 - 行为反应，并建立学习经验，获得终止不适应序列和产生更多适应反应的应对技能。

具体说来，当代的认知行为疗法通常开始于一个独立的对问题行为、认知和情绪，以及这三者间的交互作用，即激活并维持不适应反应（如因果模仿）的功能分析。与最初在以操作性条件反射为基础的行为矫正程序中明确使用的功能分析相比，当代认知行为疗法视角更宽广，它考虑到了行为的前提和结果、对刺激和引起的条件反应的识别，以及影响行为和情绪的认知（第6章更详细地介绍了该方法强调认知功能而非认知内容的方法）。功能分析还评价了文化因素在问题行为、认知和情绪的表达与因果模型中的作用。功能分析的实施，首先是治疗师的问询和观察，有时候扩展到对来访者在自然环境中的行为观察。然后，教授来访者一种个人科学家的视角，让他们学会在特定的环境和文化情境下观察自身的行为、认知和情绪反应模式。接下来，功能分析就会引导治疗计划。

接着，一系列以改变为导向的策略开始实施。其中可能包括识别有意识评估中的特殊错误，以及它们与潜在核心信念的联系。然后，通过辩论和逻辑分析教授来访者一系列技术（通常称之为认知重构技术），以矫正扭曲的评估和核心信念。行为方法学通过行为实验研究（也称为假设检验）得以整合，专门用于收集驳斥扭曲解思维的证据。另一种干预策略以经典条件反射原理为基础。例如，系统或重复暴露于不合理的令人恐惧的对象面前，可以消除条件反应。综合认知和行为的原理及程序，由于暴露经历而产生的内隐认知的改变通常伴随着外显的再评估——厌恶结果不再出现，或不再像预期的那样令人厌恶。

然而，另一套策略通过塑造和安排强化物与惩罚物的方式，达到了以适应行为取代不适应行为的效果。例如，参与一些正强化活动，可以矫正一些具有抑郁特质的低比率正强化。此外，为了弥补低估积极强化物的认知偏差，这些活动可能还伴随着对正强化价值的明确再评估。依据每个临床医生倾向于认知理论、行为理论，还是倾向于认知－行为理论，以及当前问题的性质，认知重构理论与操作性条件反射理论的原则和技巧得到的重视程度往往不同。不过，真正持认知行为整合取向的临床医生两者都相信。治疗计划依据对目标情绪、行为和认知的持续评估而不断改变。治疗的最后一步是预防复发计划，其目的是巩固那些经过一段时间已习得的技能。

如前所述，对美国心理学会（APA）临床医生的随机调查显示，认知行为疗法被广泛运用，并且是引用最多的治疗方法（Stewart &

Chambless，2007）。认知行为疗法之所以流行，部分原因在于其所取得的实证支持，它在一系列心理社会问题的治疗中显示出了积极的效果。作为被引用次数最多的得到实证支持的疗法，认知行为疗法的范围和被证实的效用对于常规实践中的训练项目和从业者来说具有极大的吸引力。经验支持的程度是经验哲学（即认知行为疗法的本质）的一种功能。

认知行为疗法因经验方法学的一个特征而提高了知名度，即干预程序的手册化。手册化是经验评估的必要步骤，因为手册化使得认知行为疗法在独立进行的研究中具有可重复性。虽然严格的手册化已经有下降的趋势，例如，无法使认知行为疗法适应当前问题，而且很可能无法完全习得和领悟认知行为疗法的潜在原理，但总体而言，手册化对认知行为疗法在训练项目及常规临床实践中的传播起着重要作用。此外，认知行为疗法的流行与当前对循证医学的重视相一致。最后，认知行为疗法的时间限制本质和其以群体形式传播的适宜性大大地强化了其依靠成本收益分析的潜在特点，当然，这一点在管理式医疗中非常重要。

未来方向

从 20 世纪 90 年代起，人们的注意力就转向了认知心理科学为认知和行为疗法提供信息的方式上。实际上，我们在以科学的方式理解处理情绪障碍之认知情绪界面方面所取得的进展，为认知疗法的某些前提提供了支持。不过，就其本质而言，认知疗法依然是一种以认知的、意识内容为研究对象的治疗方法。认知心理科学也给心理病理学和治疗的基于内容的认知模型带来了一些限制。例如，人们现在普遍认为，绝大多数的信息加工都发生在不存在意识评估的潜意识水平。试图通过意识评估改变潜意识认知的可靠性已经受到了质疑（例如，Brewin，2006；Teasdale & Barnard，1993）。研究者目前正在检验其他一些转变不依赖意识评估的信息加工风格的方法，从而使其补充或者代替认知疗法。其中包括正念和接纳的方法，它们构成了行为疗法的第三思潮。在某些新出现的治疗模型，例如以正念为基础的认知疗法（例如，Williams et al.，2008）中，改变意识评估内容的直接尝试往往伴随着正念的技能。在其他模型，例如接纳承诺疗法（S.C. Hayes & Lillis，2012；Hayes，Strosahl，& Wilson，1999）中，意识评估的作用未被忽视，相反，它会直接表达这些评估的内容，它所关注的是它们的功能以及中断这一功能的方式（例如，通过正念技能和认知解离）。接纳承诺疗法的实证正在迅速增长。

另一个发展是认知偏差矫正训练（主要用于焦虑症），它训练注意力远离负性刺激，转向中性刺激（Amir，Beard，Burns，& Bomyea，2009），尽管在症状缓解方面效果有限（Cristea，Kok，& Cuijpers，2015）。最近，出于对更多经验支持的需要，治疗师试图训练人们对积极刺激的注意（Waters et al.，2015）。这两种方法都不是为了改变信念系统的内容，而是针对注意力资源分配的低级过程。在解释偏倚训练中，通过数百项实验，个体被强化去支持模棱两可刺激的良性或阳性解释，而非消极的解释；虽然这种方法旨在改变解释偏倚，但它是通过排练和操作性强化而不是逻辑推理来实现的，而且对于症状缓解的效果仍然相对较小。

除了针对直接瞄准外显认知内容的疗法的挑战外（如更纯粹的认知疗法），人们对不包含认知重组方法的行为疗法重新产生了兴趣。如前所述，对抑郁的行为疗法的不满是认知疗法发展的主要动力。然而，另一方面，行为激活治疗抑郁症的有效性现在得到了公众的认可（Cuijpers, van Straten, & Warmerdam, 2007）。这种处理基于操作性条件反射和强化的原理（N.S.Jacobson, Martell, & Dimidjian, 2001）。此外，对于重度抑郁症，行为激活可能优于认知疗法（Dimidjian et al., 2006）。伴随着这种操作性学习的热潮，由学习和记忆的基础科学的进步所推动，行为治疗原理重新激发了人们对焦虑症的暴露疗法的经典条件作用原理的兴趣（Crask et al., 2008, 2014）。与此同时，有关生物制剂的证据不断涌现，这些生物制剂可能会提高暴露疗法的效果，例如使学习更加巩固（如，D-环丝氨酸；Ressler et al., 2004），尽管有些不同的结果（Ori et al., 2015）。

另一个发展领域是认知行为疗法在一系列心理问题上的使用，通过互联网得以爆发式地传播，其效果通常与当面传授的效果相似，至少在和简短的当面交流相结合时是这样（Andrews, Newby, &

Williams，2015）。虽然这些治疗形式的发展繁荣了心理治疗行业，确保治疗传达的真实性，并降低成本，但它们的整体可接受性、安全性（比如没有治疗师监控恶化的情况），以及疗效需要进一步研究。此外，当这些项目完全自动化时，人员流失率要大很多，而且它们对严重焦虑的个人疗效还不确定。

理 论

CHAPTER THREE

认知行为疗法已经从最初的行为路线发展到了当前的认知行为整合，但构成认知行为疗法之基础的原理和理论却来自不同的、相互作用的领域。在提出认知行为疗法最主要的目标之后，本章将概述每一套理论对适应不良行为、情绪和认知及其修正的解释。首先是学习理论，包括经典条件反射和操作性条件反射。其次是社会学习论，它为行为改变提供了一种认知理论。最后将介绍认知评估理论。接纳承诺疗法的理论基础超出了本章讨论的范围（但可以参看Hayes & Lillis，2012；Hayes，Strosahl，& Wilson，1999）。此外，本章还将详细描述这些理论相互重叠和影响的方式。如前所述，认知取向的临床医生倾向于运用认知评估的理论和原则，行为取向的临床医生倾向于利用学习理论的内容来对问题做出解释并系统阐述治疗计划。认知行为取向的临床医生则集学习理论（包括社会学习论）和认知评估理论之所长，对问题做出解释和制订治疗计划。

目　标

概括来讲，认知行为疗法的目标是用更适应的反应来取代不适应情绪、行为和认知，从而成功地减少症状并提高生活质量。此目标隐含了这样一种观念，即问题行为、认知和情绪至少有一部分是由经验和学习获得的，因此，可以通过新的经验和学习而加以改变。[1]认知行为疗法的目标是教授来访者新的反应方式并发展新的学习经验，并在此基础上建立更为适应的行为、情感和认知反应模式。而且，这些改变试图在相对较短的时期内发生；换言之，认知行为疗法的目标不仅以问题为焦点，而且有时间限制。

认知行为疗法的第二个目标是支持自我保持的长期积极效应。因此，学习经验和新的反应方式会在不同的场合和情境下重复出现，从长远来看，当重复的次数足够多，它们将逐渐变成独立于治疗情境的主要决定因素和优先选择方法。通过这种方式，认知行为疗法的目的在于帮助来访者运用其全部技能以应对问题情境，并因此逐步减少对治疗师的依赖，直至完全自主。

在一系列行为主义理论和科学，以及认知理论（或者近期出现的认知科学）的指导原则框架中，概念化所呈现出来的问题和制订干预策略这两个首要目标都已达成。这些原则驱动了第三个目标，就是对认知、行为、情绪及环境与文化背景之间的因果关系进行独立的功能分析，从而针对特定问题量身定做具体的干预方案。因此，认知行为疗法是基于对每一个个体呈现出来的问题的仔细观察和理解，而不是假设存在一种放之四海而皆准的标准疗法。功能分析不仅是指对操作性条件反射的前提和结果的分析，而且还指对哪一刺激产生哪一种条件反应（条件反应）、哪些认知引起行为和情绪，以及它们会在哪些环境和文化背景下发生等问题所进行的分析。因此，治疗师和来访者会做出明智的选择，从一系列不同的干预策略

---

[1]遗传素质和气质通常被视为导致问题行为、认知和情绪的其他因素。——译者注

中选择使用哪些方法以促进行为和认知的改变。

第四个目标是构建一种灵活的实施方法。持续的评价和对干预策略的适当修正促进了这一目标的实现。与之相关的目标是让来访者参与到实验过程以及对所选干预措施之有效性的持续评估中去。评估不仅允许在必要时修正干预的策略，而且可以对整体进程进行评价。整体进步通过来访者和治疗师所约定的标记衡量，并且当证据表明没有进步时，就要考虑其他的治疗方法。显然，这需要治疗师和来访者合作，共同制订和实施从来访者出发的治疗计划，以及进行高度灵活的修 正。

关键概念

这一部分由学习理论（经典条件反射及操作性条件反射）、社会学习理论，以及认知评价理论的关键概念组成。此外还描述了这些理论间的重复和通融的方式。

学习理论：经典条件反射

经典（或者反应性）条件反射依赖于先天的唤起刺激（无条件刺激）以产生一个非条件的反射性反应（无条件反应），例如，当身体损伤时会反射性地出现疼痛的痛苦表情。当一个中性刺激与非条件刺激配对出现时，这个中性刺激就会变成条件刺激（CS），并能够引起类似原始无条件反应的条件反应（Pavlov，1927）。例如，在患者经历化疗（无条件刺激）而导致呕吐（无条件反应）的情况下，护士可能就会变成与化疗相联系的条件刺激。结果，患者看到护士可能就会产生条件性反胃，甚至在下一次化疗之前也会如此。而且，通过泛化的过程，作为对和最初条件刺激相似的刺激的反应，条件反应可能开始出现相似的知觉的、同类别的或象征性的／语义的特征。接着先前的例子讲，作为对看到医疗诊所和治疗实施人员的反应，泛化可能会导致条件性反胃。此外，巴甫洛夫（Pavlov，1927）证实，如果条件刺激在没有无条件刺激的情况下呈现足够多的次数，条件反应将会减少或者消退。继续看这个例子，一旦化疗过程完成，多次光临诊所的复查也可能会导致条件性反胃反应的最终减少。

厌恶性条件反射原理主要应用于焦虑症。有关恐惧和恐惧症的早期理论取决于连续的条件反射模型，其中，一个中性刺激仅仅通过与一个厌恶刺激密切短暂的配对便具有了条件性诱发恐惧的属性。例如，被同伴群体嘲弄和抛弃会导致对社交情境的条件性恐惧（即恐惧症），或者，被凶猛的狗咆哮会导致对狗的恐惧。这些早期理论因为过于简单化而受到了批评（例如，Rachman，1978），尤其当并非每一个经历厌恶性体验的个体都会出现恐惧症时。也就是说，不是每一个被同伴群体嘲弄的人都会出现社交恐惧，不是所有被凶猛的狗咆哮过的人都会发展出对狗的恐惧。对于有关焦虑和恐惧之经典条件反射模型（参见，Mineka & Zinbarg，2006 的评论）

的最新修正纠正了早期的缺陷。

最新的模型继续强调厌恶性体验在条件性焦虑反应形成过程中的作用，不过，通过对负性事件，或者对有关负性事件之信息传递的替代观察，它们将模型内容拓展到了条件反射，而不是仅限于有关负性事件的直接经验本身（参见 Mineka 和 Zinbarg，2006，有关支持性研究的引证）。例如，当个体被告知驾驶的危险性和致命车祸发生的极大可能性后，目睹他人在车祸中身体受伤或者受到惊吓，足以产生对汽车的条件性恐惧。条件反射的替代性和信息传递代表着经典条件反射模型将认知过程纳入其中。最新的条件反射模型还认识到，无数本质的、情境性的事后因素降低了厌恶性事件之后产生条件性恐惧症的可能性。

本质因素（或个体差异变量）包括气质。例如，人们通常认为，相比于不太"神经质"的个体，那些更易神经过敏的个体在经历同样的负性体验后，更可能产生条件性恐惧症。神经质是可遗传的，这也可以成为恐惧条件作用有遗传性的初步证据（Hettema，Annas，Neale，Kendler，& Fredrikson，2003）。动物模型表明，生命早期的逆境是另一个诱发恐惧的因素。女性雌激素的水平低被认为和反射消退（在没有令人厌恶的结果的情况下，通过反复呈现条件刺激来减少条件性恐惧，如治疗原理一节所述）有关，这可能是导致女性持续性条件恐惧的另一个先天因素。另一本质因素是随后与厌恶性事件配对出现的个人体验刺激的经历史，因为先前的积极体验可能会缓冲条件性恐惧症的发展。例如，观察到父亲或母亲对高度的恐惧反应，可能会因为先前观察到过其他家庭成员对高度的泰然自若而得到缓解。对个体差异因素的认可支持了早期的批评，即不是每一个经历过厌恶体验的人都会出现恐惧症；确切地说，某些个体因其自身的气质和生活经历，在经历一次厌恶性体验之后更易出现条件性恐惧反应。

厌恶体验发生时的情境因素包含强度和可控性：与低强度或更可控的负性事件相比，更高强度和不可控的负性事件更可能导致条件性恐惧。根据这些前提，困在故障电梯中的时间越长，个体越可能产生对电梯的条件性恐惧。同样，前线作战的士兵比远离战场的士兵更容易出现条件性恐惧。另一情境因素与准备原则有关，或者说与我们的内在倾向有关，即我们能快速地捕获对人类祖先有威胁的那些刺激物（Seligman，1971）。这些刺激物包括高度、幽闭而难以逃脱的空间、爬行动物，以及被某一群体拒绝的信号等。因此，作为物种之一的人类，在有准备的情境下（例如，被同伴嘲笑）经历负性体验，较之其他"无准备"的情境（例如，被插座电击）更可能产生持久的条件恐惧。人们通常认为，准备可以解释恐惧症的不随意性，或者可以解释某一些物体或情境比其他物体或情境更有可能让人感到恐惧这一事实。

条件作用之后，多种事后过程可能会影响条件性恐惧的持续存在，其中包括其他的厌恶性体验、对厌恶性结果的预期（Davey，2006）以及回避性反应。例如，被同伴群体取笑的儿童会不断回想起被取笑的情形，然后预期自己将会遭受更多的嘲弄，因而回避同伴群体，比起那些经历同样的嘲弄但在次日就回归同伴群体当中的儿童，他们更有可能出现社交焦虑。总之，最近的经典条件反射模型认识到，长期、过度的条件恐惧的发展不能孤立地用具体的厌恶性事件来解释，而应该通过成因特征、厌恶事件，以及对厌恶事件的反应这三者间的交互作用来解释。

最近泛化过程更受关注，那些有焦虑风险的人更容易受到类似于原始条件刺激（知觉、类别或象征性）的刺激的厌恶事件后恐惧泛化的影响，或者受到与他们没有预测到的厌恶事件（从未与无条件刺激直接配对的线索）相同背景下发生的刺激的影响。这些过程似乎促进了以焦虑症为特征的恐惧的传播。例如，一个容易焦虑的孩子不仅会对操场上曾经欺负过他或她的人产生恐惧，还会对操场上的其他孩子产生恐惧。消退的弱化是患有焦虑症或有焦虑症风险的个体的另一个特征，可能会使恐惧症持续存在；按照前面的例子，即使以前的受欺凌者不再受行欺凌，他也无法在心理上消除对欺凌者的恐惧。

经典条件反射模型也可以运用于与物质滥用相关的障碍，其中还运用了欲求性条件作用原理和厌恶性条件作用原理。欲求性条件作用指的是伴随产生固有积极反应的无条件刺激的条件反射，而厌恶性条件作用指的是伴随产生固有消极反应的无条件刺激的条件反射。在物质滥用障碍的例子中，欣快感就充当了吸食毒品的固有积极无条件反应。一段时间后，处于欣快状态时出现在周围的环境刺激就会变成条件性的。这些环境刺激可能是经常吸毒的场所，也可能是那些经常一起吸毒的人。结果，环境刺激会诱发条件性的吸食更多毒品的强烈欲望和渴求。众所周知，有一个模型是解释成瘾的条件性欲求动机的模型，该模型解释了吸毒者回到最初形成毒品依赖的环境时所经历的困难。也就是说，即使毒品本身没有出现，仅仅见到过去曾一起吸毒的朋友，也足以产生对毒品的渴望。

西格尔（Siegel，1978）提出了条件性补偿反应模型，它是解释毒品耐受性的经典条件反射模型。在这个模型中，与毒品摄入相关的环境刺激会与毒品产生的躯体效应发生关联，并在一种自动化的躯体平衡驱力的驱使下，引起与毒品效应相反的条件反应。当这种条件反应增加的比例与持续的毒品吸食比例一致时，毒品的效应就会减少，而耐受性就会增强。最后，厌恶性条件作用作为额外的机制会被唤醒，与令人不快的毒品戒断期相关的刺激就会通过此机制引起与戒断相类似的症状。例如，如果戒断者从睡梦中醒来时通常会体验到戒断反应，那么，清醒状态可能也会引起条件性戒断症状，而这些症状反过来又可能会促发持续的毒品吸食以尽量减轻戒断反应。

1. 治疗原则

源于经典条件反射的治疗模型宣称，行为和情绪可以通过中断一个线索（条件刺激）和一个厌恶或愉快的结果（无条件刺激）之间的联结而改变。在学习理论中，这被称为消退。条件反射涉及条件刺激和无条件刺激的配对；消退则涉及不伴随无条件刺激的条件刺激的重复呈现。与之相应的治疗方法被称为暴露疗法；在暴露治疗中，患者在没有任何厌恶或者愉悦结果的情况下，一次又一次面对恐惧的对象（在焦虑障碍的个案中）或者与药物相关的暗示（在物质使用障碍的案例中）。例如，对于患有社交焦虑症的个体，治疗师会鼓励他重复进入不被嘲笑或拒绝的社交场合；对于患有创伤后应激障碍的个体，治疗师也会鼓励他去那些曾经遭受创伤但不会再次受伤的地方。再比如，治疗师会让酗酒者暴露于物质线索中（例如，看到酒或者闻到酒的味道），但不让其饮用，以使条件刺激在缺少来自毒品消耗的强化作用下重复呈现。这就是所谓的线索暴露。

　　人们认为，有几种机制是消退的基础，因而也是暴露治疗的基础。机制之一是习惯化（或者是将减少的反应强度仅作为重复暴露的一种功能）。另一种机制是抑制学习，这种机制通常被认为对消退更为重要（Myers & Davis，2007）。抑制学习意味着条件刺激和厌恶性事件之间的原始联结并没有通过消退而消除，而是发展出了一种新的抑制联系（或预期）。例如，在采用暴露疗法治疗对狗恐惧的患者后，最初狗和凶猛狗叫声之间的"兴奋性"联结就会被狗和缺乏凶猛狗叫声的新的"抑制性"联结所补充。结果，作为暴露治疗的结果，这两种类型的联结都会保存在记忆之中。一旦暴露治疗完成，日常生活中遇到狗时表现出的恐惧程度就会取决于被唤醒的是哪一种联结。有趣的是，布顿（Bouton）及其同事的基础研究（参见 Bouton，Woods，Moody，Sunsay & García-Gutiérrez，2006 的评论）表明，情境在唤醒何种联结的过程中起决定作用。如果原先的恐惧刺激在类似于消退／暴露疗法的情境中出现，那么，抑制性联结就更有可能被激活，从而导致最小的恐惧。相反，如果原先的恐惧刺激出现于明显不同于消退／暴露疗法的情境中，那么，原先的兴奋性联结就更可能被激活，从而引起更强的恐惧。接着对狗的恐惧这一例子来讲，假设暴露治疗是在狗训练中心进行的。然后，一旦治疗结束，狗出现在街区人行道上，这个情境明显不同于狗训练中心。在人行道上看到狗，与经过暴露治疗产生的新抑制联结相比，最初的兴奋性恐惧联结就更可能被激活，从而导致恐惧表现。

因此，我们可以推测，情境的改变至少可以解释在焦虑障碍的暴露治疗（Craske et al.，2008）后有时候会再次出现恐惧，以及物质使用障碍（例如，Collins & Brandon，2002）治疗后恐惧复发的部分原因。除情境外，其他因素也能再次激活原初的兴奋性联结。其中之一就是暴露于新的负性体验中。因此，经过治疗成功克服对狗恐惧的人，如果后来卷入车祸（学习理论中称之为复发），或者面对其他咆哮的恶狗（称之为再获得）的时候，可能就会重新出现恐惧。

我们目前正对一些创新策略进行检验，为的是在整个暴露疗法的过程中增强新的抑制性联结（参见，Craske et al.，2008，2014）。另外，人们也开始关注如何在暴露治疗完成后增强新抑制性联结的再获得性，并以此减少复发，比如在多种情境中进行暴露治疗。另一种方法是，当他们处于治疗情境之外时，提供恢复线索使来访者回忆起在治疗情境中进行的新学习，或者至少建议来访者积极主动地努力记住在治疗情境中学习到的东西（参见，Craske et al., 2014）。

另一个与条件反应消退有关的关键概念是安全信号，或者是预测厌恶性刺激缺失的条件性抑制物。当条件性抑制物出现时，条件反应不与无条件刺激配对；当条件性抑制物不出现时，条件反应则与无条件刺激配对。在实验文献中，我们可以看到，安全信号能在短期内减轻条件刺激带来的困扰，但当它不再出现时，对条件刺激的恐惧将再次出现（Lovibond, Davis & O'Flaherty, 2000）。对焦虑障碍患者而言，常见的安全信号是另一个人的在场，治疗师、药物、食物或者酒的出现。因此，患有恐惧症和广场恐惧症的患者如果在购物广场中走动时，其口袋里装着一瓶药（即使从未服用过），那么，他们可能就会感到相对放松；而如果没有带药，他们则会感到焦虑。众多人类实验研究已表明，条件性抑制物对消退学习具有干扰作用（例如，Lovibond et al., 2000）。

此外，有几项研究已经在恐惧症样本中评估过安全信号（参见，Craske et al., 2014）。例如，当被暴露于一个小型公用电话亭中时，被鼓励使用安全信号的幽闭恐惧症参与者，在随后的幽闭于电话亭而没有安全信号的实验中，比起那些完全暴露于没有安全信号的电话亭的参与者，会报告更多的恐惧。（安全信号是在电话亭的一侧开一扇窗户，并且检查电话亭的门没有上锁。）仅仅是对安全的感知（也就是说，知道安全信号是可获得的，尽管还未用过），也能和实际使用安全信号一样，对结果产生同样的不利影响。偶尔没有这些不利影响可能是方法上的原因（参见，Graske et al., 2014）。因此，通常情况下，治疗师在实施暴露治疗时，不仅要让患者重复面对恐惧对象或情境，同时还要脱离典型的安全信号。

2. 认知变量在经典条件反射中的作用

经典条件反射最早的构成形式，有一大部分是机械的和条件反射的，几乎没有给认知作用留下什么余地。不过，经过一段时间的发展，这一模型吸收了认知因素。"认知革命"可归功于一些研究者，如质疑纯粹机械模型的托尔曼（Tolman，1948），以及提出了条件反射包含信息获得的观点的瑞思考拉（Rescorla，1968），这样一来，当条件刺激预测无条件刺激可能发生时，就会引起条件反应；当条件刺激预测无条件刺激不太可能发生时，条件反应则被抑制。当代模型通常会指出，条件刺激会激活无条件刺激的一个记忆表征以及对其发生的预期（参见，Kirsch, Lynn, Vigorito & Miller, 2004）。期望就是一种以未来为导向的信念。

预期可能是内隐的（自动化的），也可能是外显的（有意识的），关于条件作用中外显预期的必要性至今依旧争论不休（Kirsch et al.，2004）。更机械的观点认为：虽然外显预期可以通过条件性尝试产生，但它对条件作用来说并非必不可少。支持性证据表明，条件作用能发生于存在一个不能被有意识感知到的条件刺激的情况下，当条件刺激和无条件刺激之间的关系未知时，至少有"准备好"的条件反应（参见，Ohman & Mineka，2001）。另有观点认为，外显预期调节条件作用的效应并导致条件反应的产生。支持性证据表明，简单告知参与者条件刺激和无条件刺激之间的关系便能产生条件反应（之前被称为信息传递），正如单独的指示能引起条件反应的消退一样。此外，条件反应强度变化的一种功能即提示无条件刺激的强度信息（Kirsch et al., 2004）。因此，条件反应可以通过机械化／自动化的或者更高级的认知过程产生（例如，Ohman & Mineka, 2001）。

对认知因素在经典条件反射中作用的认可为认知理论与学习理论的整合提供了一条路径。例如，大量证据表明，焦虑障碍个体预期中存在的偏差包括对负性刺激的过度注意、对负性事件发生可能性的过高估计，以及对负性事件之意义的灾难化（参见，Davey, 2006）。因此，焦虑个体可能对强烈厌恶体验有特别高的预期，这反过来会导致条件性反应的获得，或干扰其消退（Davey, 2006）。换言之，适应不良的假设和信念可能有助于感知无条件刺激的强度，或感知其再次发生的可能性，而这反过来会调节更强的条件作用。而且，对这些预期偏见的矫正（可以通过认知疗法实现）可以很容易融入暴露疗法中，作为强化条件反应消退的一种方式。也就是说，在暴露疗法中，学习认知技巧以减少负性事件发生的可能性或降低对负性事件的感知强度将会增强条件反应的消退。戴维（Davey, 2006）将这些称为认知再评估策略，或者是改变厌恶事件的结果预期并降低其厌恶性的策略。

在物质使用障碍的案例中，研究同样表明，预期偏差可能会增强欲求性条件作用。例如，因对毒品的膨胀预期而产生的积极效应（如改善心境状态）已经证实与物质使用相关问题的进展有关（例如，G.T. Smith，Goldman，Greenbaum，& Christiansen，1995）。
这些积极的预期可以增强欲求性条件作用，并再次成为线索暴露期
间的适宜目标。

学习理论：操作性条件反射

经典条件反射的原理基于中性刺激和先天唤起刺激之间的联
结，但操作性条件反射基于反应的结果，及其对该反应未来发生
的影响。桑代克（Thorndike，1932）最先阐述了学习的基本规律，
他说，在"满足物"之后出现的反应能增强反应和反应发生时所
处情境之间的联结。因此，在那之后，反应更可能发生于那一情
境中。试举一例，如果一个儿童在表现出对抗行为之后，引起的
是父母的注意，那么，在这之后，对抗行为更可能在父母在场时
出现。如果反应伴随的是"烦恼物"，那么，联结就会被弱化，
以致在那之后，反应在那一情形下不太可能发生。例如，如果儿
童表现出对抗行为，父母不理不睬，那么，在那之后，这一行为
就不太可能在父母在场时发生。斯金纳（Skinner，1938）发展并
完善了桑代克的理论；他抛弃了桑代克的"满足物"概念，引入
了行为操作理论。在该理论中，他用操作性这一术语描述了作用
于环境产生特定结果的各类行为。

对行为反应的结果，可以根据其效果进行分类。其中有些是强
化物，增加行为发生频率；有些是惩罚物，减少行为发生频率。强
化物和惩罚物有可能是积极的，意味着在反应后出现；也有可能是

消极的，意味着在反应后消退。因此，在行为之后随即出现，并引起该行为发生频率增加的事件通常被称为积极强化物。例如，很多重复的习惯，比如拔毛癖，它们的感觉刺激效果被认为是积极强化物；换言之，拔毛癖因其后伴随的是感觉刺激，所以更可能在以后发生。一个因为自身的撤销而导致行为发生频率增加的事件被称为消极强化物。例如，对于患强迫性障碍的个体来说，痛苦的减少可能就是一种消极强化物。换言之，他们以后之所以更可能出现强迫性行为，是因为在做出强迫性行为之后他们感觉到的痛苦会减少。

在行为发生后立即出现并导致行为发生频率减少的事件被称为积极惩罚物，包括物质惩罚（如难闻的气味，这经常被用作不适宜冲动的惩罚物）和言语惩罚（如父母对孩子的反抗行为严厉地说"不"）。当行为发生后伴随的是积极事物的移除时，消极惩罚就会发生，从而导致该行为不再出现。例如，去除一种让个体可以从中获得强化物的情境，如安排儿童"暂停"对抗行为的情境。另外一个消极惩罚的例子是扣除一个人聚集的强化物，也称为反应代价，有时会被用于行为饮食和锻炼的项目中。例如，如果摄入超过最大量的卡路里，或者完成少于最小量的锻炼，患者就同意将自己的钱捐给一个非偏好的慈善团体。消退是指行为发生之后结果的缺乏；没有任何有利或者不利结果的无足轻重的行为，其发生频率会减少。

强化物和惩罚物的效能会受相关因素的影响，如满足或者个体对结果的兴趣已达到满足的程度。例如，食物有时可以作为塑造自闭症儿童言语技能的强化物；当儿童饥饿时实施训练，食物强化物的效能就会增强。另一个因素是即时性，即时强化比延时强化有更大的影响。因此，父母若用言语训斥孩子的不适宜行为作为积极惩罚物，当时立即训斥比在一天结束时训斥更有效。偶然性是另一个因素，它意味着发生在行为之后的结果的可靠性增加了其影响力。例如，象征性强化物（或次级强化物，它随后能被替换为一个原始强化物，如食物）在几个时间间隔点出现（在这个过程中，物质使用者成功戒除成瘾物质）的效果不如在每一时间间隔都出现象征性强化物（在这个过程中，戒除行为会发生）。最后，结果的大小也很重要：结果越大，影响越大。

将操作原理很好地运用于对心理病理学的理解的一个例子，是抑郁症领域。具体来说，勒温索恩（Lewinsohn，1974）及其同事将抑郁心境归因于偶然积极强化反应发生的较低概率。他们认为，主要生活领域的强化缺失导致了烦躁不安和行为减少（如行动迟滞）。他们还确定了低比率积极强化的三种主要来源。首先，环境可能会导致强化的缺失或者不足。例如，失业会导致强化的缺失，并且长期的失业将会表现出持续的强化缺失。其次，个体可能缺少必要的技能以获得潜在的强化。缺乏社交技能的人，因此会错过从社交关系中获得的积极强化，就属于这样的情况。再次，强化物是可以获得的，但个体不能从中获得享受或者满足，比如，当个体在社交情境中高度焦虑，以至于干扰了来自社交关系的自然积极的强化时，就会出现这样的情况。在抑郁症方面，研究者进一步认识到，消极心境可以引发来自他人的以关心为形式表现出来的积极强化，从而导致个体受到强化，依旧郁郁寡欢。这样的强化可能会导致抑郁行为的维持。不过，更长一段时间后，他人最初表现的关心通常会变为厌恶（因为持续的抑郁行为最终会变得令人不愉快），导致最终的疏远以及他人积极强化的撤销。因此，患有抑郁症的个体往往缺乏对非抑郁行为的积极强化，一开始，他们的抑郁行为会受到强化，但最终会失去对任何行为的强化。

操作原理还可以运用于与物质使用有关的障碍。人们通常认为，吸食毒品的行为之所以会维持下来，是因为一方面受到毒品所产生之生理效果的积极强化，另一方面受到社会强化，如同伴的认可，这样的强化往往有助于维持滥用毒品的生活方式。此外，毒品带来的对生活压力源、消极心境的回避作用，甚至毒品本身的戒断效应，都会消极地强化吸毒行为。

1. 治疗原则

在治疗的操作性方法中，治疗师常用一种功能分析的方法来评估可能导致不适宜行为过量，或者适宜行为缺失的因素，并设计干预方案以改变行为发生的前提，然后运用强化物增强适宜行为，或者使用惩罚物或消退减少不适宜行为。具体来说，功能分析确立了行为的前提、行为和行为结果之间的因果关系。例如，就像法默和查普曼（Farmer & Chapman，2008）所描述的，暴食症可能涉及与重要他人之冲突的前提事件以及在过度进食前接近食品市场的行为。这种行为会受到因进食而获得的即时满足感的积极强化。因此，过度进食之后的不适感会成为催吐行为的一个前提，而这反过来会伴随减少不舒适感的消极强化。进食而产生之即时满足感的积极强化作用和通过催吐减少不舒适感的消极强化作用，增加了未来暴饮暴食和催吐这个恶性循环发生的可能性。理解任何特定问题行为的"行为偶然性"对于有效治疗计划来说是必需的。

有人说，当特定刺激出现时，行为会受刺激控制，反之，行为不受刺激控制。继续前面的例子来说，暴食行为可能仅仅发生于与其他重要他人相冲突时。在这种情况下，与他人的冲突会成为暴食行为的辨别性刺激。通常情况下，辨别性刺激可以通过其他进行中的情境变量（如一天中的时间和情绪状态）进行调节，这样一来，关系就会变得相对复杂。总的来说，辨别性刺激和相关条件所起的作用是预示强化或者惩罚行为结果的可能性。另一种前提称为确定的操作，或者是一些改变强化或惩罚行为结果的事件或生物条件。我们继续看暴食症的例子，"近期节食"或许可以充当一种确定的操作，在提示与他人存在冲突的情况下，它会增加进食获得即时满足感的可能性（也就是，满足的原则）。辨别性刺激与确定的操作，其作用包含在行为偶然性公式中，接着，该公式会被用来制订治疗计划。

行为偶然性管理包括改变目标行为的前提，如移除或回避通常会引出问题行为。这种策略通常用于物质使用相关障碍的治疗，在这个治疗过程中，毒品吸食者往往被要求避免与和毒品相关的人、场所和刺激接触。此外，当自我伤害行为处于特定前提刺激的控制下时，也可能会运用这种策略。当不能完全避开前提刺激时，则用另一种策略来改变它。例如，已经戒除酒瘾者可能无法完全回避那些原先一起酗酒的同伴；在此情形下，可以要求同伴（前提）不要鼓励这个已经戒酒的人喝酒。另一种涉及策略是使用刺激线索来鼓励适应行为，例如使用"应对卡"来提醒来访者参与特定的行为。在区分性训练中，行为强化物在特定情境中呈现，而在其他情境中不呈现，这样，个体便能习得特定行为在何种情境中是适宜的（如果被强化）或者不适宜的（如果没有被强化）。例如，在焦虑障碍的案例中，非危险情境的趋近行为（如，白天在安全的公园里独立行走）可能会被强化，而趋近真正的危险情境（如夜晚独自行走在暴力犯罪区）则不会被强化。区分性训练也可以运用于区分情绪状态，例如学会准确区分紧张和放松、恐惧和焦虑。另一种策略是安排可以改变强化物价值的特定操作，比如，使用美沙酮来减少海洛因的强化价值（通过替代海洛因带来的愉悦感），或者调节饮食至每天四到六次，从而减少暴饮暴食的强化价值。同样，满灌疗法涉及强化物的过度传递，而这反过来又会减少其价值。例如，戒烟计划有时就包括一段时间的过度吸烟，从而减少尼古丁的强化价值。

　　行为偶然性管理的另一套原则涉及改变行为的结果。结果被用来增加期望行为在未来再次发生的可能性（强化物），或者减少不期望行为在未来发生的可能性（惩罚物）。要记住那些已被描述为会产生影响的因素，如结果的即时性、数量和偶然性。运用积极强化物的一个例子是，称赞一个勇敢接近焦虑诱发情境的孩子。为减少目标行为而设计的干预可以包括消退，或者是去除之前维持行为的强化物。例如，对孩子表现出的敌对行为，父母不再给予注意。另外，还可以呈现惩罚物，如以反应代价形式表现出来的消极惩罚物（例如，中止孩子的敌对行为），或者在内隐致敏程序中呈现的积极惩罚物（Cautela，1967）。在后一种情况下，一种不期望的行为在想象中会与厌恶状态配对，如饮酒与恶心呕吐配对。当不期望的行为被期望的行为取代时，内隐致敏法也可以包括消极强化，表现为从厌恶状态中解脱出来。

为了使行为偶然性管理奏效，适应行为的强化物必须超过不适应行为的强化物。因此，如果对饮酒的强化比对从事与酒精无关之行为（如锻炼或者其他形式的社会娱乐活动）的强化更有效、更即时，那么，个体就会花更多的时间和精力去饮酒。显然，治疗所面临的挑战在于要使对适应行为的强化比对不适应行为的强化更加有效。

据法默和查普曼（2008）所述，"行为偶然性管理干预潜在的主要假设是，所谈论的目标行为受直接作用的环境前提与结果的影响"（Farmer & Chapman，p.108）。偶然性管理程序对于受规则支配的行为，或者不受环境前提或结果而受规则支配的行为来说，并非同样有效。法默和查普曼给出了这样一个例子：一名神经性厌食症患者限制食物摄入量，她所依据的规则是"不吃食物，我就会降低体重，而且还能对其他人更有吸引力"。这一规则意味着，苗条与许多社会强化物有关。不过，这一规则可能与实际的社会强化模式不一致，因为其他人可能并不认为苗条更具有吸引力。因此，限制食物的行为成为一种更受规则支配的行为。在这个案例中，行为偶然性干预措施起不到什么效果，对规则支配发起直接挑战可能更为适合。

行为偶然性程序的另一假设是：个体的全部技能中具有目标行为。例如，如果目标行为是拒绝来自同伴的吸食毒品的压力，而且个体缺乏自信沟通的技能，那么，依赖于对期望行为的强化物和惩罚物来做出改变几乎就没有效果。相反，可以运用其他原则来发展新的自信行为，如反应塑造和建构技能。反应塑造通过连续接近终点目标，每接近一步就给予强化，从而发展行为技能。譬如，在对头痛的生物反馈治疗中，个体慢慢就学会了降低肌肉紧张感。每一次当其肌肉紧张度成功降低一定程度后，就呈现一个听觉或视觉信号，这样就强化了肌肉紧张度的成功降低。一段时间后，为了获得强化而必须降低的肌肉紧张的量会逐渐增加（也就是，逐渐接近）。另一个塑造的例子是，在严重发展障碍的情况下训练沟通技能。首先是给任何发声都提供积极强化，接着是对字发声的强化，然后是对词语链的强化，以此类推，直至将强化运用于整个句子。换句话说，塑造就是将行为分解成其组成部分。当患者操作最初行为时就提供强化，一旦该行为被建立，就不再对其进行强化，而强化来访者按顺序表现出的下一个行为。

当某一特定行为能在一种情境而非其他情境中表现出来，那么，技能训练就不太适用，且应该关注反应泛化。有一个例子可以说明这一点，那就是对来自家庭成员而非朋友的不合理要求说"不"的能力。在这种情况下，可以用指导和角色扮演来帮助患者在不同的情境中完成行为。

2. 认知变量在操作性条件反射中的作用

在创建操作性理论的过程中，思维可能会被看成一种行为，且就其本身而论，可以起几种作用。思维可能会被当成行为的区别性刺激，例如，关于驾驶危险的想法往往会导致回避驾驶。思维也可以用来建立改变行为被察觉之结果的操作，例如，"如果我喝点酒，感觉就会好点"的想法会导致饮酒量增加。思维也可能发挥强化或者惩罚结果的功能，例如，在特定情境中积极地思考个人的成功或者消极地思考个人的失败。或者，思维也可以作为支配行为的规则来发挥作用。在所有这些情况下，思维都是根据其功能而非内容来看待的。

再者，与经典条件反射一样，创建操作性理论的早期机械主义模型已经被期望模型所取代，该模型假设条件作用导致了反应和结果之间关系的表征的形成。也就是说，操作性学习情境会产生期望——特定的行为会产生特定的结果（参见，Kirsch et al.，2004）。与经典条件反射一样，有证据表明，明确的预期甚至可以调节操作性条件作用。例如，简单告知参与者反应－强化偶然性能产生工具性学习，就像告知参与者偶然性不再存在的信息能导致消退一样。此外，低估强化物的价值会减少操作性条件反应，这是因为对结果的动机也很可能已经下降。另一方面，在某些场合下，操作性条件反射可以在没有明显认知调节的情况下进行。例如，在某些情况下，低估强化物的价值并没有任何效果（参见，Kirsch et al.，2004）。因此，机械的、明显的认知过程可能是操作性条件反射的基础。

尽管如此，但对预期在操作性条件反射中之作用的认识可以使操作性学习理论和认知理论整合。对积极强化的预期，以及对此类强化价值的感知——同样还有对惩罚的预期，以及对惩罚价值的感知——可能代表了个体差异的变量，它们有助于强化和惩罚效能的发挥。例如，抑郁心境和较低的反应动机通常在某种程度上可以归因于较低的强化预期。与之类似，低估所受到之强化的价值的倾向（例如，将他人的称赞贬低为"虚伪"）可能会导致抑郁的行为缺失。相反，反社会行为在某种程度上可以归因于对惩罚的低预期或所受惩罚的价值的低估（例如，不理会来自身体对抗的疼痛的威胁）。因此，我们可以将认知疗法融入操作性条件反射程序，以提供用于改变行为的结果的价值。例如，增强预期或积极强化价值的认知疗法，可以与增加积极强化的行为练习相结合，行为练习的内容可以是体育锻炼、社交互动，也可以是工作表现。

社会学习理论：自我效能理论

社会学习理论最早由罗特（Rotter，1954）提出，因班杜拉
（Bandura，1946）而闻名于世。班杜拉研究了观察学习——通过
观察其他人的榜样行为而习得同样的行为——并指出了认知变量对
行为的强大影响力。班杜拉提出，动机是行为激活与持续的主要决
定因素，它在思考、目标设定和自我评价的过程中会受表征未来结
果的认知过程的影响。就其本身而论，班杜拉的研究使得范式发生
了转变，从纯粹的机械学习模型变成了更偏认知取向的学习模型，
这与托尔曼（1948）和瑞思考勒（1968）的研究结果一致。

班杜拉认为，自我效能是一个独特的认知调节者，或者是
"一个人坚信自己可以成功实施某种能带来所要求之结果的行为"
（Bandura，1977，p.193）。自我效能与自信这一更为宽泛的术语
有明显的差异，因为自我效能是一种能够在特定情境中执行某种行
动的信念，例如，在特定情境中接近恐惧的对象的能力。自我效能
在理论上也不同于结果预期，后者指的是感知到的事件发生的可能
性及其效价。有人认为，结果预期是在经典条件反射和操作性条件
反射中起作用的预期。因此，班杜拉的自我效能概念是对期望－学
习理论的一种新的补充。

在班杜拉（1977）的交互决定论模型中，自我效能预期被认为
会影响行为的选择，并在面临障碍或厌恶体验时决定努力投入和持
续的程度。换句话说，人们相信，自我效能可以影响面对困境时的

应对。自我效能也被认为会影响思维和情绪反应。例如，研究者认为，低自我效能会导致过度纠结于个人缺陷，而这反过来又会减少对手头任务的专注，从而导致压力并削弱行为表现。

技能和激励是决定行动的另外的基本因素，会交互影响自我效能。例如，正向激励措施（像知识和技能一样）能促进提升自我效能的行为成就。而且，言语说服、替代经验和生理唤醒也被认为能影响自我效能。不过，研究者认为，对自我效能最大的影响来自行为成就，因为它为个人成就和技能提供了最多的证据。即便如此，在交互决定论模型中，认知因素也能起到减少操作成功的作用，比如当把成功归因于外部因素，而不是个人自身因素时。

1. 治疗原则

班杜拉（1977）指出，治疗效益可归功于自我效能感的提升和增强。因为操作完成本身被视为产生自我效能的最重要的资源，因此，班杜拉的治疗改变模型在大多数情况下被运用于行为疗法，而不是认知疗法（例如，Bandura，1988）。实际上，自我效能理论引发了一种焦虑障碍暴露治疗的特殊方法，称为掌握暴露疗法（Williams & Zane，1989）。

2. 认知评估理论

认知疗法的主要假设是，歪曲或者失调思维是心境和行为的主要决定因素。因此，环境事件的影响可以通过对它们的解释加以调整。研究者对环境作用的强调各不相同，例如，建构主义者认为，认知中建构的环境对情绪和行为的影响比物理环境更为深远。另有观点认为，物理环境与对自我或环境的评价同等重要。不过，所有认知论者都认为，歪曲思维是所有心理障碍所共有的。每种障碍或者每一个体都有其所特有的一系列知觉歪曲和潜在的核心信念。因此，认知的内容取向常常被用来强调陈述的信念和评价。在接下来的内容中，我们将回顾两种主要的认知理论：理性情绪行为疗法（Ellis，1962）和认知疗法（Beck，1976）。

3. 埃利斯和理性情绪行为疗法

和贝克一样，埃利斯最初接受的也是精神分析训练，但也不满于那种方法的无效之处。他本人的方法是基于爱比克泰德(Epictetus)等人古老的斯多葛派哲学，他们认为，困扰人们的并非事实本身，而是其看待事实的角度和信念。埃利斯（1962）相信，情绪反应是受"内在命题"或思维调节的，而且，那些适应不良的反应可以反映出"内在命题"逐渐变得无差别，并导致情境被不合理地标签化。因此，即使一种情绪反应可能适合于某个贴于某情境的标签，但标签本身也可能是不准确的。例如，一种情境可能被贴上危险的标签，在此种情境中，恐惧反应是正常的，但当情境并非真正危险时，这一标签也就不合适了。埃利斯（1962）认为，这种给情境贴标签的做法源自一系列非理性信念，这意味着它们不可能被环境支持或者证实，并在面对困境时导致不合适的负性情绪。反过来，非理性信念被认为来自不同的社会化经验。理性信念，或者是能促进生存、提升幸福感并有可能从环境中获得经验支持的信念，在面对失败或者困难时往往会导致适宜的情绪和行为反应。

埃利斯（1957）提出了一个有关心理功能和障碍的 ABC 模型，其中，个体经验不期望的激发事件（activating events，A），该事件引发理性和非理性信念（beliefs，B）；理性信念会产生适宜的情绪和行为结果（consequences，C），而非理性信念则会产生不适宜的和功能失调的结果（C）。该模型如图 3.1 所示。

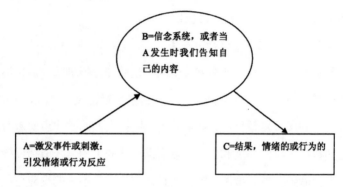

图 3.1　埃利斯 ABC 模型

因此，激发事件（A）并非直接导致情绪和行为结果（C）；相反，关于那些事件的信念（B）是结果的最关键的因素。用他自己的话说，埃利斯（2003）认为，非理性信念的特征是严格且极端的、与社会现实不一致、不合逻辑或荒谬的，具有苛求和"强迫"的性质（也就是，"必需的陈述"），它们是"糟糕至极、恐怖至极的"（即，灾难化的），而且，它们还贬低人类的价值。它们代表了内隐的假设，这些假设决定了个体如何判断自己及其他人，而且，由于它们被重复使用而过度学习，因此，它们会变成自动化和看似无意识的。最常见的 12 种非理性信念如表 3.1 所示。

表 3.1 埃利斯的非理性信念

1. 认为在几乎每一件事情上，成年人都必须得到对自己重要的他人的关爱——而不是专注于自我尊重、出于实践目的获得赞许，并关爱他人而不是被他人关爱。

2. 认为有些行为很糟糕甚至很恶劣，那些做出这类行为的人应该受到严厉谴责——而不是觉得一些行为是自我挫败或反社会的，那些如此行事的人是愚蠢的、粗鲁的，甚至神经质的，最好帮助其改变。人们的不良行为不能使其沦为堕落的人。

3. 当事情不如己意的时候，就会觉得很可怕——而不是觉得太糟糕了，我们最好应该尝试改变或者控制恶劣情境，以使其更为令人满意，并且，如果不可能做到这一点的话，我们最好暂时接受并优雅地忍受其存在。

4. 认为人的不幸是外在的人或事引起的，是外在的人和事强加在我们身上的——而不认为神经症主要是由我们对不幸情境的信念所致。

5. 如果事情是或者可能是危险或者可怕的，我们就会极度心烦意乱并陷入无休止的困扰中——而不是认为个体应该坦然面对，减低其危险性，并在不可改变时接受这种必然性。

6. 要面对人生中的艰难和责任，实在不容易，倒不如逃避来得省事些——而不是认为这些所谓的捷径从长远来看通常对自己的伤害更大。

7. 认为一个人总需要依靠一个比自己更强大、更优秀的人——而不是认为最好接受独立思考和行动的风险。

8. 认为我们应该很有能力、很聪明、在所有可能的方面都有所成就——而不是认为我们不必时时事事尽善尽美，不认为人类是不完美的生物，有缺陷，也会犯错。

9. 认为事情一旦强烈影响过我们的生活，就会无限期地影响下去——而不是认为我们可以从过去的经历中获益，但不会完全依附它们，或者被其伤害。

10. 认为我们必须对所有事情有明确且完美的掌控——而不是认为尽管世界充满变数，但我们依旧可以享受生活。

11. 认为人类的幸福可以通过惰性和无为而实现——而不是认为当我们非常专注于创造性的追求，或者当我们走出小我，为他人、为事业奉献时，我们往往是最快乐的。

12. 认为人实在无法控制自己的情绪，且不可避免地会感受到痛苦和困扰——而不是认为如果选择改变那些制造问题和烦恼的强迫性假设，我们便可以真正控制自己的破坏性情绪。

4.贝克与认知疗法

贝克（1976）同样假设，很多情绪困扰往往可以归因于有问题的和不灵活的思维方式。因此，即使个体从其环境中获得积极强化，认知偏差也会阻止他们在情绪上受益于强化。[1]而且，他假设，消极信念会干扰其他引发积极强化的行为，并产生导致消极结果的行为。这在抑郁症中非常明显，例如，关于自我的消极想法在与他人互动时可能会导致消极的自我对话。这种消极的自我对话可能会被他人体验为反感行为，因此，他们在这之后通常会回避说话者。接着，因此而产生的社会隔离会进一步加深抑郁症，但重要的是，隔离首先是消极信念引发的。消极信念被假设来源于遗传基因易感性、对主要照看者的认知风格的模仿，以及不利的生活事件。而且，研究者认为，消极想法一直处于隐匿状态，直至被消极情绪状态或者应激事件激活，特别是那些能印证消极信念的事件。

随着时间的推移，贝克的方法获得了相当大的发展。实际上，对它的诸多批评中有一条认为，它的本质已经发生改变，因为其术语已经被新的术语所取代，或者是同样的术语已被用来反映不同的概念。在最新的形式中，这一取向采用了一种以计算机为基础的信息加工模型。正如贝克本人所指出的：

　　简单说来，心理病理学的认知模型明确指出，外部事件或者内部刺激的加工过程存在偏见，因此会系统地

---

[1]值得注意的是认知理论与基于期望的工具性学习模型之间的重叠之处。——译者注

曲解个体对其经验的建构，导致一系列的认知错误（例如，过度泛化、选择性提取和个性化）。这些曲解的背后是已融入相对持久的认知结构或图式的功能失调的信念。当外部事件、毒品或内分泌因素激活这些图式时，它们往往就会使信息加工过程出现偏差，并产生有关某种特定障碍的典型认知内容（2005，p.953）。

克拉克、贝克和奥尔福德（Clark, Beck, & Alford, 1999）罗列了贝克的认知信息加工模型的 11 种基本假设：

（1）形成有关自我和环境的认知表征的能力对于人类适应和生存来说至关重要。其他可与认知表征交换使用的术语是意义结构和图式（此处使用了后者）。图式的概念是自我和世界的内在模型，用于感知、编码和回忆信息。图式具有一定程度的适应性，它促进加工我们日常生活中遇到的大量信息。不过，就像社会和认知心理学家一段时间以来所提出的，对效率的需求往往会导致信息编码和检索方面发生自然偏差，它以不一致的信息为代价，与图式保持一致。这种偏差被认为是导致图式长期存在的原因。

（2）人类的信息加工过程发生在不同的意识水平上，范围从前意识、无意识的自动化水平到高度努力、精加工的意识水平。在认知疗法中，意识评估是有效的数据指标。

（3）信息加工的一个基本功能是对现实的个人建构，就像图式中所表现的，但与"建构主义"（建构主义否认客观现实）相反，贝克的认知理论和疗法支持一种涉及客观现实和个人的、主观现象现实的双重存在。

（4）信息加工充当人类经验中情绪、行为和生理的成分的指导原则。而且，每一种情感状态和心理障碍都有其自身独特的认知轮廓（即认知内容的特异性），且认知内容决定情绪体验或者心理障碍的类型。因此，抑郁和悲伤涉及对丧失或者失败的评估，幸福涉及对个人所得的思考，焦虑和恐惧涉及对危险和威胁的评估，而愤怒则涉及对个人领域之攻击和侵犯的评估。而且，某些图式是核心的，因为它们与基本的身份感或自我感有关，而其他的则是次要的。例如，抑郁症的核心图式与自我价值有关，这种自我价值是由人际关系（社会性依赖）或者自主成就（自主性）界定；有社会依赖性的个体在面对人际交往中被拒绝的情境时，更可能变得抑郁，而人际成就应激源可能与高自主性个体有较大的关系。核心图式不仅会因为信息加工过程中的歪曲，以及缺乏对具有无法确认之力量的信息的注意而受到严重影响，还会受确认图式的行为严重影响。举例来说，那些拥有某些不讨人喜欢的图式的人，其行为可能表现为贫乏，而且这种贫乏可能使之疏远他人，而这反过来往往又会进一步证实那些不讨人喜欢的图式。

（5）认知功能由低序列的刺激驱动过程和高序列的语义过程之间的持续交互作用构成，这被称为自上而下和自下而上的过程（top-down and bottom-up processes）。信息加工被视为高阶、自上而下加工的产品，包含提取和选择，以及对环境中原始刺激特征的更为基础、自下而上的加工。在非病理状态下，评估受自下而上的情境内容（即经验数据），以及自上而下的、高阶推论的共同影响。心理病理学是由与障碍相关的信息造成的，这些信息由于占主导的适应不良图式而变得十分容易理解。这些图式往往对信息的选择、提取和详细阐述产生自上而下的严重影响。因此，功能失调图式可能导致功能失调的自动化思维，或者导致表层水平的认知。这些思维之所以被称为自动化思维，是因为它们经常是转瞬即逝、不被注意的，且常常不一定会被完全意识到的。贝克认为，这些评估会直接导致情境所特有的情绪和行为反应。因此，不讨人喜欢的图式可能会导致个体评估同伴的行为是不关心自己的信号——实际上，当同伴全神贯注于他自己关心的事情时——会导致个体感到沮丧并变得更为退缩。

这些自动化的情境评估受信息加工中的认知歪曲所调节。认知歪曲在自动化思维和图式之间建立了桥梁。也就是说，图式往往能引起对新的或者模糊不清的信息的认知歪曲，并导致自动化思维在意识中变得容易理解。有关这些歪曲的例子，详见表3.2。

表 3.2　常见认知歪曲

标签	描述	例子
非黑即白的思考	仅考虑极端情况	我是一个彻底的失败者
过度泛化	将单个实例视为某个更广泛类别的指标	因为我没有被邀请参加这个聚会，因此将不会被邀请参加其他聚会
选择性提取	仅仅关注某情境的某些方面，通常是消极的方面，而不考虑其他情况	观众席后面的那个人对我说的内容不感兴趣

续表

标签	描述	例子
读心术	无理由地假设他人的态度或行动	显然，她认为我不知道我正在做什么
个人化	认为活动因为自己而直接出现或发生	他走开了，因为不想见到我
"应该"陈述	绝对的命令	我必须时刻聪明、风趣
灾难化	无端预期极端消极结果的发生	我丈夫没有打电话，他可能已经死了
极小化	贬低积极结果的重要性	他们只说喜欢这顿晚餐，因为他们觉得我可怜

（6）图式充其量是经验的近似物，因为所有信息加工都是以自我为中心，因此对现实的理解都有偏差。将歪曲认知状态与非歪曲认知状态区分开来的，往往是歪曲认知状态受占优势的功能失调图式影响的程度。

（7）图式通过环境和固有的基本图式间重复的交互作用而得以发展。也就是说，它们通过日益精细的描述以及与其他图式的联系而得以发展，而且，那些被频繁激活的图式会变得更精细化，因此，在图式的整体组织中更具优势。例如，不讨人喜欢的图式被激活得越频繁，不讨人喜欢的概念就越有可能支配对情境的解释。另外，图式的发展还受基因或生物倾向的影响。

（8）图式在不同水平被组织。最基础的水平是单一图式。单一图式接着会聚集起来形成节点，或者是心理障碍的认知表征。然后，节点继续与其他节点相互联系，形成人格的认知表征。

（9）图式具有不同水平的临界激活的特征，临界激活通过环境的刺激特征和相关图式之间的匹配而发生。更经常被激活的图式具有较低的激活阈限，因而效价高且更具支配性。支配性图式因一系列广泛的环境刺激和琐碎的匹配刺激而变得活跃；一旦被激活，这些刺激往往容易获得且支配信息加工过程，并抵制去激活作用。

（10）目前，大致呈现两种一般取向：第一种旨在有机体的最初目标（或涉及满足生存所必需之基本需要的图式）；第二种则指向次级建构目标（或与保护、繁殖、支配和社交性有关的图式）。大多数初级水平的加工在自动化或前意识水平发生，容易变得僵化和不灵活，而次级水平的加工更有意识且易于控制。在心理障碍中，初级图式更具支配性，而建构图式则不太活跃。

（11）心理障碍通常具有特殊初级图式的过度激活的特征，并导致信息加工的狭窄化以及其他更适应的图式激活不足的问题。

认知评估理论和期望学习理论

根据综述，经典条件反射模型和操作性条件反射模型分别以对无条件刺激和结果的可能性与效价的结果预期的形式合并认知，并伴随持续的相关外显期望，有意识的评价还是含蓄的、自动化的表征的争论。相反，认知评估理论本质上是关于外显、意识水平的认知内容。[1] 这些理论能以多种方式相互交织，包括操作性条件反射和经典条件反射对于意识评估发展的贡献。例如，曾经受过创伤的人（也就是经典厌恶性条件作用）可能产生这样一种信念，即世界是个危险的地方；没有因为自身努力而得到积极强化的人可能会

---

[1] 贝克的模型认识到了潜意识在认知过程中的作用，但认知疗法的直接目标是有意识的认知评价。

产生关于自身或者世界的消极信念。

　　这样一来，认知就会被视为条件作用的表观现象。一旦获得，这些认知就可能会反馈并通过影响无条件刺激或结果的预期来影响随后的学习体验。因此，认为世界是危险的这样一种信念可能会成为未来学习期望的因果中介，因为这种信念增强了对厌恶性事件的期望。例如，受到来自同伴的批评后，对于更多、更强烈批评的预期可能会增加条件性恐惧的发生概率，从而导致未来出现消极的社交互动。同样，由于缺乏积极强化而产生的关于自己的消极信念，可能会成为导致未来强化物降值的因果中介，进而导致积极强化的进一步缺失。这些相互关系如图 3.2 所示。需要指出的是，这个图中不包括两个重要问题：除条件作用外，其他无数对信念起作用的社会文化和生物因素，以及经典条件反射和操作性条件反射在没有意识调节的情况下可能出现的方面（参见，Kirsch et al., 2004）。

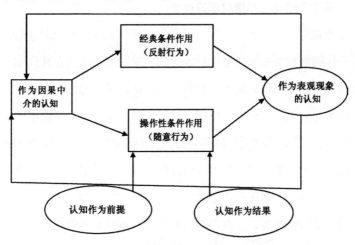

图 3.2　不同认知之间的相互关系

治疗原则

不论与埃利斯或贝克的观点是否一致，认知疗法的主要假设是：功能失调思维能被改变，且反过来会促进症状减轻和功能改善。埃利斯指出，

> 作为建构主义者（不论是先天的还是通过社会学习）且有语言帮助他们，他们也能够思考自己的思维，甚至能够思考对思维的思考。因此，他们能通过治疗选择改变其非理性信念，使其成为更理性的（自助的）信念（2003，p.80）。

关键概念是替代性认知内容的发展，这些认知内容更现实、更受循证支持，且较少受核心非理性信念或图式的支配。因此，关注的焦点在于改变信念、自动化思维和假设的内容。就像克拉克及其同事（1999）所指出的：

> 这些干预带来的症状改善的程度将取决于信息加工系统中改变产生的程度。此外，如果潜在的不适宜意义结构（而不仅仅是消极思维）在治疗中以改变为目标，那么，疗效将会更持久，复发率将会降低（p.70）。

意识推理常用于改变信念的内容。在贝克和克拉克（1997）看来，"使最初威胁模式失效的最有效途径之一是用更详细、更具策略性的信息加工加以反击，后者产生于思维的构造性、反射性模式的激

活"（p.55）。认知疗法就代表了这样一种详细的、具有策略性的加工。因此，认知疗法的功能在于：在意识水平上影响前意识水平。

　　不过，原始自动化思维通过更详细的策略思维改变的机制仍不十分明了。有关认知改变，存在几种模式（Garratt, Ingram, Rand, & Sawalani, 2007）。调和模式假设：潜在图式会被改变。另一种模式被称为激活 - 去激活模式，该模式认为，图式始终保持不变，但在治疗过程中会变得去激活。还有一种模型，认为图式可能维持不变，但新的图式在治疗后会得到发展，而且，这些图式包括处理各种应激情境的技能（Garratt et al., 2007）。不过，相关机制的数据很少（后续部分会详细叙述），并且信念发生改变的确切机制依然不清楚。

　　另一个对认知疗法很关键的概念是经验主义取向。这涉及更多自下而上的过程，而不是主要由推理或自上而下的过程驱动，这些过程往往由不适应的图式或者不合逻辑的思维引导。经验主义取向也涉及发展对个体自身思维的意识，并学会保持一定距离地或者更客观地看待个人想法，并明确"我相信"（一个不确定的选项）和"我知道"（一个不能驳倒的事实）之间的区别。传授技能不仅是为了识别思维中的歪曲之处，而且也是为了对其进行分类并远离消极思维，以及发展更以经验为基础的建设性思维。行为实验常用于收集更具建设性思维的证据。在此之后，无论何时，只要出现消极情绪或者功能失调行为，就会使用这些技能。因此，技能提供了意在保持原样或者在正式治疗结束后得到强化的应对工具。认知疗法不以教授来访者评估的准确性为目标。相反，"更为相关的问题是，个体是否能够以一种便于掌握或应对的方式概念化情境"（Clark, Beck & Alford，1999，p.64）。学会灵活思考或者采取多视角而非单一狭隘解释的能力，就是一种便于掌握和应对的方式。

总之，认知疗法的基础在于从可以激活不同思维方式的环境中提取信息。在贝克的模型中尤其如此（Beck & Clark，1997），这种信息意在与功能失调性图式竞争，或者产生可以使功能失调性超价图式失去效力的补偿图式。信息的获得有多种方式，包括对证据、辩驳和为获得证据而开展之行为实验的逻辑讨论。

认知行为理论

心理病理学和心理治疗的认知行为理论吸收了迄今为止所描述的学习理论和认知理论的原则：内在厌恶性或者欲求性事件的条件反应和对那些反应产生的期望；对反应结果的操作性学习和期望在这些学习中的作用；来自社会学习论的认知、行为和环境间的交互决定论；以及认知评估的内容。从概念上讲，这些行为经验塑造的认知和认知塑造的行为经验往往会以连续、交互的方式交织在一起。如前所述，认知可被视为工具性学习和经典学习的产物或中介，而学习可视为有意识认知的促进者。因此，治疗由学习经验对认知的影响，以及认知对学习经验的影响所引导。

例如，创伤后应激障碍的认知行为模型认为，最初的创伤性事件确立了对创伤提示物的经典条件恐惧反应。另外，创伤的影响（包括条件反应的程度）被认为通过对与个人（例如，"我很软弱"）
和世界（"这个世界充满危险"）有关的创伤的意义的灾难化评估
而强化。同时，这些过程往往会导致回避行为，反过来，它通过其
所产生的困扰的减少而强化，还会使条件恐惧（因为回避会干扰消
退）和灾难化评估长期存在。

　　同样，物质使用障碍的认知行为模型认为，物质使用行为的前
提是通过与积极或消极强化的重复配对，或者通过对强化的预期而
建立。认知（例如，对成瘾物质作用之强化价值的预期）和情绪（例
如，困扰和愤怒）都被认为可以调节物质使用行为的前提和后续行
为。而且，物质使用行为被认为是通过其结果而维持的，不管这些
结果是痴迷症状的减轻还是退缩症状的减轻，不管是消极情感的减
少还是积极情感的增多，还是对其他问题和担忧的关注减少，都是
如此。而且，关于自我或世界的消极信念可能会导致消极情绪，因
为物质使用在其中起了逃避的作用。

　　治疗抑郁症的认知行为模型强调，积极强化的缺失往往来源于
环境，其中，某些可以归因于超出个体控制的独立因素，其他的则
可能产生于个体自身的行动。后者的一个例子是人际冲突和疏离，
人际冲突和疏离之所以出现，部分原因在于个体自身的抑郁性人际
交往方式。后者的行为本身可能受到关于自己或世界的消极评估的
影响，其结果仅仅是以一种交互的方式强化了消极评估。消极评估
本身也可能使来自环境的强化物贬值。

　　再举一个例子，治疗慢性疼痛的认知行为模型认识到了条件性

疼痛行为对疼痛的暗示作用（例如，医生办公室）、强化对于疼痛行为维持的作用（例如，受到重要他人的关注，对不愉快的任务或责任的逃避），以及认知评估对感知到的疼痛强度及其难以管理性的影响，而这些反过来又可能放大条件反应以及对疼痛行为的强化。

　　在强调认知原则还是行为原则方面，临床医生们意见不一。这些差异影响认知干预策略和行为干预策略以不同方式实施的微妙性。例如，一位更坚持行为主义取向的心理咨询医会将应对恐惧情境的暴露疗法作为引发条件反应消退的主要工具。一位社会学习论取向的心理咨询师则将暴露疗法视为提高自我效能感的操作成就。而更坚持认知取向的心理咨询师则会将暴露疗法视为获得否认错误评估信息的工具。

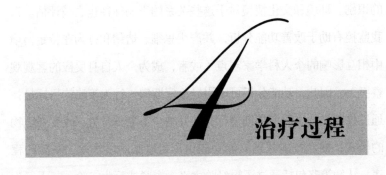

治疗过程

CHAPTER FOUR

认知行为疗法通常包含一系列组成部分。功能分析通常会引发治疗，这不仅是为了建立问题行为、情绪和认知的轮廓，而且是为了确立它们之间的相互功能关系，并识别可能引起、导致或加剧某一特定问题的因素。这包括思考行为的前提和结果；引起认知、情绪和行为的条件反应的刺激；以及对何种认知导致何种情绪和行为的识别。环境和文化情境对于这些关系的影响往往也会被评估。自我监控有助于改善功能分析，并产生思维、情绪和行为在特定情境中相互影响的个人科学家观点（或者，成为个人自身反应的客观观察者）。因此，功能分析可以引导治疗取向。行为策略的目标是：通过控制先行事件增加期望行为，并减少不期望行为；改变强化物的模式，建立技能或建立能够弱化习得联结的以暴露为基础的程序。认知策略包括通过逻辑经验主义、辩驳或行为实验（基于行为疗法第三思潮），识别和挑战功能失调的认知。本章会详细描述每一种策略。

治疗师与来访者关系的作用

与许多其他的治疗方法不同，在认知行为疗法体系中来访者和治疗师的关系并没有被视为治疗的主要因素。反而是为来访者设计安排的行为体验和教授的认知与行为应对技能被视为促成症状改善的主要因素。然而，那并不意味着治疗师和来访者的关系是无关紧要的；研究人员普遍认可的是，治疗师和来访者之间形成的良好关系是认知行为疗法的各种治疗策略在实施时都要依托的重要基石。因此，"真正高明的行为治疗师不仅能将来访者的问题进行专业的行为解读，还能以通俗的方式演绎说明，这样他才能与来访者进行温情而又真挚的互动"（Goldfried & Davison，1994，p. 56）。

在认知行为疗法实施过程中，治疗师与来访者关系的一个主要特征就是合作，它贯穿于治疗中的方方面面。尽管治疗师在认知与行为科学的理论及其应用方面是专家，但治疗师还是要依靠来访者的自我观察以便有针对性地调整干预策略。所以，他们要共同研究并细化功能分析和治疗计划。治疗师和来访者还要一起评估支持来访者信念和假设的证据，并且一同设计各种用途的行为干预方法，包括用于转变强化模式的、用于弱化行为条件反应的、用于学习技能的，以及用于行为实验来收集信息并进而证伪错误自我认知的。另外，治疗师和来访者要一同评估每种干预策略的效果并做出适当的调整。经过如此深度的协同合作，来访者既学习了知识又掌握了技能，使得他们变得更加专业，并最终具备自行设计治疗方案、实施方案并优化方案的能力。

在第一次咨询会面时，针对治疗的方向、目标以及过程进行充分的说明，有助于深化这种合作关系。同时，也能让来访者对认知和行为上的转变做好思想准备，并积极地参与到转变过程中。因此，在前几次会面时要对每次的治疗目标进行明确界定，要对治疗的各个环节进行准确的说明，而且可以写下一份治疗契约。通过契约的形式，可以将来访者和治疗师期望达到的目标具体化。

　　治疗师与来访者关系的合作特性也能提升治疗师的强化效果，而强化正是认知行为疗法体系中治疗师发挥作用的关键方式之一。治疗师要对来访者参与认知行为疗法的行为予以强化，而对于咨询期间来访者完成家庭作业的行为更应该给予及时的强化。来访者如果能够完成咨询期间的各项家庭作业，那么就会使认知行为疗法取得更好的治疗效果。之所以来访者与治疗师的良好关系会提升治疗效果，这是因为良好关系会促进治疗师进行强化时的功效，而这反过来又会提升来访者的参与积极性。类似地，认知行为疗法治疗师还会常常为来访者做出各种示范，比如接近先前害怕的情境或者学习新的技巧。此外，治疗师进行示范的效果也可能会受到治疗师和来访者关系本质的影响。

　　简而言之，来访者与治疗师关系的合作特性是认知行为疗法所固有的特点之一，而且也被视为各种技巧、练习得以引入并实施的必要平台。然而，很少有研究对它的重要作用进行直接而深入的调查。此外，现有的研究在结果上互相矛盾。卡兹丁、马克西诺和惠特利（Kazdin，Marciano，Whitley，2005）发现在用认知行为疗法治疗具有反抗行为、攻击行为和反社会行为的儿童时，治疗联盟（定义为来访者与治疗师关系的合作特性，他们对目标的认同，以及他们之间的个人感情）与治疗效果之间呈现积极相关。在认知行为疗法治疗成人惊恐障碍和社交焦虑症方面也发现了类似的结果（Haug et al.，2016）。相反，工作同盟与认知行为疗法 治疗抑郁症的效果之间没有相关性 （Feeley，DeRubeis，& Gelfand，1999）。然而，相比事前预测症状的改善程度，积极的工作同盟似乎只是症状改善之后的伴随效果，至少在应用认知行为疗法治疗抑郁症时是这样的结果（e.g., Tang & DeRubeis, 1999）。卡兹丁（Kazdim, 2007）已经注意到现在大多数关于认知行为疗法发挥作用因素的研究存在方法性的局限，这些研究中自然也包括有关工作同盟的研究。此外，基于互联网的 认知行为疗法实施方案已然出现，这种方式将治疗师的参与降到了最低限度，由此一来也就使得工作同盟的作用更需要进一步考究。

心理治疗师的作用

认知行为疗法体系中的治疗师需要扮演多种角色，有些我们在讨论来访者与治疗师的关系时已经提及了。首先，认知行为疗法的治疗师是个诊断专家，要对来访者提供的各个方面的信息做综合分析，并且基于自身的知识背景做出遴选判断，"诊断"出问题并提供最佳的干预策略（Kendall, 1993）。也就是说，认知行为疗法的治疗师要依据自身在行为与认知科学上的理论造诣，帮助来访者构建一个功能分析，囊括影响个体的强化刺激、惩罚刺激、习得联结以及认知评价，因为正是这些因素共同导致了行为、思维、情绪方面适应不良的模式。通过提问、观察以及反馈等手段，认知行为疗法的治疗师要向来访者示范如何成为一个自身问题的研究者。

治疗师还会指导来访者对他们自身的行为和思维方式进行觉察。在思维方式上，治疗师要运用一系列的治疗策略帮助来访者识别并驳斥他们原本适应不良的信念和假设。这些治疗策略具体包括：帮助来访者认清他们的认知扭曲类型，考察某种假设背后的支持证据和反对证据，通过量化打分的方式对绝对化信念进行驳斥，评估某种结果发生的可能性，对导致某些事件发生的原因进行多种可能的探讨。此外，通过观察对比这些不同的自动化思维之间存在的共性，治疗师会提出一些有关潜在图示的假设（Boyd & levis, 1983）。这一过程还可以借助箭头向下技术（Burns, 1980）促成，即针对某一想法的结果反复延伸，直达最终意义。例如，当应用箭头向下技术处理有关惊恐发作的信念时，过程如下：

治疗师：如果你惊慌了，设想下会发生什么？

来访者：我觉得自己会失控。

治疗师：如果你失控了，那又意味着什么呢？

来访者：我想我会发疯的。

治疗师：那么如果你发疯了，又会怎么样呢？

来访者：那样的话就一切都完了……我的人生也彻底结束了。

此外，治疗师借助苏格拉底式提问积极鼓励来访者产生新的认知评价，同时呈现出现在的信念、实际的证据以及反思。此外，在整个过程中，治疗师还要作为一个榜样，向来访者示范如何通过自身的认知重构习得与来访者相同的技能。

通过类似的提问方法，治疗师还帮助来访者发现一些自身可能无法直接注意到的行为模式，比如一些隐蔽而微妙的回避行为。例如，治疗师可能会提出期待看到来访者没有采取往常的安全行为的后果，借此帮助来访者发觉自身行为背后的回避功能。此外，认知行为疗法治疗师会帮助设计并执行行为策略，这包括改变强化模式的策略，增加良好行为并减少不良行为的策略，塑造新联结以抑制适应不良行为模式的策略，以及发展新技能的策略。

认知行为疗法 治疗师还会为来访者认知和行为的转变提供外在的和内隐的强化。举一个具体的例子来说，当治疗师能够亲自陪同来访者在真实环境下进入先前恐惧的情境时，治疗师就会起到强化作用。这种治疗师指导的暴露可以将治疗师的强化效果最大化，并且对那些缺少社交网络支持来练习接近恐惧情境的来访者，此类方法尤其有效（Holden，O'Brien，Barlow，Stetson，& Infantino，1983）。治疗师指导的暴露要比自我指导的暴露更有效（Gloster et al.，2011），这可能是因为在暴露过程中治疗师能够亲自示范并对具体行为给出指导，正如"引导式掌握暴露"中所做的那样（S. L. Williams，1990）。威廉姆斯及其同事已经证明这种类型的掌握暴露要比常规的暴露疗法有更好的疗效（e.g.，S. L.Williams & Zane，1989）。治疗师示范，也被称为参与者示范，也同样是能够在治疗室内完成的。例如，在技能习得（如，自信技巧）的角色扮演和行为训练，或者一些行为练习（如，怎样去触碰一个先前因害怕感染而回避的物体）中，治疗师都可以充当一个外在的榜样示范。

治疗师也可能在无意中被来访者视作榜样。"所以，治疗师应该意识到自己对来访者的持续影响，尽其所能地在行为、态度和

情绪方面做出表率，以便最大可能地推进治疗进程"（Goldfried &
Davison，1994，p. 60）。例如，如果治疗师表露出和来访者一样的
恐惧则无益于治疗，尤其是治疗师本人还无法调控自己的恐惧情绪
则更是有害无益。最后，认知行为疗法治疗师还要不断回顾并检查
各个环节，确认何处的认知和行为转变并没有按照预期的速度发生
变化，本着科学实验的原则评估干预的结果并适时地调整，并要始
终保持与来访者的合作状态。

　　基于以上这些原因，我们可以猜想治疗师的经验会对认知行为
疗法的成功应用与否有着重大的影响。然而，只有为数不多的研究
针对治疗师经验或培训经历对治疗的影响进行了探究考察。于佩尔
和同事（Huppert，2001）已经证明治疗师的整体经验（区别于在
认知行为疗法实施中的专业经验）越丰富，应用认知行为疗法治疗
惊恐障碍的效果越好，这似乎可以解释为有经验的治疗师在实施认
知行为疗法时操作更灵活并且能针对接受治疗的个体调整认知行为
疗法的方案。后面这点也反映出一个好的功能分析的重要价值，可
以指导认知行为疗法对一个实际问题的应用。其他研究也证实治疗
师在认知疗法方面的受训时间和先前应用经验与认知疗法的最终应
用效果有关（James, Blackburn, Milne, & Reichfelt, 2001），而
且在认知行为疗法方面进行过专门训练的治疗师能够更有效地应用
认知行为疗法（Brosan, Reynolds, & Moore, 2007）。

　　另一方面，在社区环境下，治疗师的经验对治疗的效果则没
有显著的影响（e.g., Hahlweg, Fiegenbaum, Frank, Schroeder,
& von Witzleben, 2001），或者只对更加严重症状的治疗效果有影

响（Mason, Grey, & Veale, 2016）。另外，有一个标志性研究表明在社区环境下由一群经验各异的治疗师用认知行为疗法治疗创伤后应激障碍，所取得的治疗效果与随机对照组中经过专业训练的认知行为疗法治疗师所能取得的效果相当（Levitt, Malta, Martin, Davis, & Cloitre, 2007）。此外，也有研究表明实施认知行为疗法时仅与治疗师进行最低限度的接触或者根本不接触，也是能实现治疗目标的。

最低限度的治疗师接触

例如，有研究表明治疗师和来访者不见面仅通过电话沟通也能产生积极的结果，至少在治疗广场恐惧症（e.g., Swinson, Fergus, Cox, & Wickwire, 1995）和惊恐障碍（Cote, Gauthier, Laberge, Cormier, & Plamondon, 1994）方面是这样的。另外，对于那些积极性高和受过良好教育的焦虑症患者而言，自我指导的认知行为疗法——来访者从不或几乎不与任何一个治疗师对话，仅依靠操作手册和指南自行学习——也是有所受益的（e.g., Schneider, Mataix-Cols, Marks, & Bachofen, 2005）。然而，对于那些患有更加严重焦虑症的来访者或有着更多共病问题的来访者，自我指导的治疗就不那么有效了（e.g., Hecker, Losee, Roberson-Nay, & Maki, 2004）。另外，鉴于道德原因，对于严重的抑郁症患者或有自杀问题的患者是不可能仅通过电话沟通或自我指导治疗来处理的。

现在，自我指导的治疗已经从操作手册和指南进一步拓展开来，有了计算机化的和网络化的版本（see Spek et al., 2007，用来做云分析）。单机版的认知行为疗法已经被来访者广泛接受，而且在治疗抑郁症和焦虑症以及某些焦虑障碍方面已经有所成效（Andrews, Newby, & Williams, 2015）。然而，这种计算机化的认知行为疗法在实施时如果能结合一些他人支持，即使是以最简单的沟通方式（如，通过手机）与非治疗师接触，不仅更容易被来访者采纳，也能使治疗效果更显著。在认知行为疗法治疗师比较稀缺的地方（如，农村地区），网络化的认知行为疗法可以在节省人力的情况下成为一种有效的替代方案，尽管在某些个案中，伦理问题会限制此类方式的应用。

在治疗师缺位的情况下，认知行为疗法依然有效，这一事实说明在认知行为疗法体系中认知行为疗法操作策略的作用要大于治疗师和来访者之间的关系。以团体形式实施认知行为疗法也能产生效果（e.g., Norton & Price, 2007），则从另一方面说明认知行为疗法独特的治疗策略可能比来访者和治疗师之间的关系更加重要。此外，如上所述，治疗师的经验差异对在社区环境开展认知行为疗法时的效果并不能总是产生有效的影响。另一方面，有经验的治疗师在实施认知行为疗法时可能更胜任也更能发挥它的作用，而在治疗师的帮助下，来访者也更有可能完成认知行为疗法的操作任务。

来访者的作用

在认知行为疗法体系中，来访者要学会积极地参与治疗的整个过程，这包括：治疗方案的规划与实施，最优实施方案的决策，针对每个具体治疗策略如何个性化调整并完善。这种主动参与性可以借由强调这样一种基本信念来促进，即来访者本身不是问题所在，确切地说问题的根源是来访者的行为、情绪、认知，这也是来访者和治疗师需要联合起来解决的。正是因为这个原因，那些被充分调动起个人积极性并能重视问题解决策略的来访者才能让认知行为疗法发挥出最大功效，即使他们本人可能还并未掌握如何实施这些策略。

更具体地说，在认知行为疗法实施过程中，来访者要以协作的态度参与问题评估和整个治疗过程。想要实现这样的参与，在治疗之初就要先帮助来访者完全理解认知行为疗法治疗的基本原理，而这反过来又与他们对自身问题功能分析的理解和参与紧密关联。因此，来访者要学习自我观察的技能，并且成为一个自身问题的研究者；他们要学会熟练地理解认知、行为、情绪反应之间的功能关系，以及相关背景因素的影响。

下一步，来访者要学习认知与行为方面的新技巧和新策略，当然，开始时要由治疗师提供帮助。与此同时，在治疗师的帮助之下，来访者还要学会如何评估各种干预策略的实施效果，以头脑风暴的方式思考如何提升技巧的学习效率，以及如何强化他们自身通过努力取得的成果。然而，除了治疗师的帮助之外，来访者还要能在治疗环境以外的问题相关情境中，独自地反复练习这些技巧。通过这样做，来访者就可以逐渐减少对治疗师的依赖，这样的练习通常被称为家庭作业。

家庭作业可能是认知行为疗法区别于其他心理疗法的最鲜明的特征之一，也被认为是症状改善的关键因素。有些研究（大多数是关于抑郁症和焦虑症的）已经证实了这一点——家庭作业依从性与治疗效果之间存在着正相关（see Glenn et al., 2013; Kazantzis, Deane, & Ronan, 2000; LeBeau, Davies, Culver & Craske, 2013）。而且，家庭作业依从性还能十分显著地影响治疗效果（Burns & Spangler, 2000; Glenn et al., 2013），甚至在认知行为疗法治疗结束之后，也与症状的持续改善存在关联（e.g., Edelman & Chambless, 1995）。

因此，对影响家庭作业依从性的因素进行探究是有必要的。康诺利、帕杜拉、佩顿、丹尼尔斯（Conoley, Padula, Payton, and Daniels, 1994）发现任务难度与家庭作业依从性呈负相关，这一结果倒并不令人感到意外。此外，罗宾逊（Robinson, 2003）认为如果来访者积极参与家庭作业的计划制订，他们更有可能遵从执行。家庭作业依从性的其他预测指标还包括来访者对治疗基本原理的接纳和理解，以及对转变的期望（Westra, Dozois, & Marcus, 2007）。

治疗策略或技术

下面是对认知行为疗法体系中一系列认知策略和行为策略进行的具体说明，尽管并非面面俱到，但也还算相对全面而综合。需要注意的是，此处对基于接纳承诺疗法的治疗策略并未做详细说明，想要对这类治疗策略进行全面深入的了解可以参照海斯和利利斯（S. C. Hayes, Lillis, 2012）的研究。一般说来，治疗策略可以分为基于技能的策略、基于强化的策略、基于暴露的策略，以及基于认知的策略。基于技能和基于强化的策略主要是或者说最初是由操作性条件反射理论演变而来；基于暴露的策略主要是或者说最初是由经典条件反射理论演变而来；而基于认知的策略则主要是或者说最初是由认知理论演变而来。然而，所有这些策略在具体操作层面有着大量的交叉重叠。此外，考虑到学习理论在不断演变的过程中已经将认知的作用纳入其中，而且学习的过程本身也会影响自我意识下的认知评价，因而几乎所有的干预策略引发的作用机制都难免会与学习理论和认知理论相关联。例如，针对自信技巧的行为训练很可能会引发强化、条件反应消退这样的学习机制，但也可能引发认知机制。本环节在对每种治疗策略进行探究分析时，会讲述它们各自发挥效用背后的可能性潜在机制（除了认知策略）以及使用它们时需要注意的禁忌。

在判定认知行为疗法的哪一种治疗策略对某一症状可能最有效时，主要是依据功能分析。换言之，治疗策略的选择要基于对来访者各种反应的认真分析，这涉及行为的前因后果、导致条件反应的启动刺激、认知评价以及周围的环境、文化和人际关系。例如，在治疗社交焦虑症时是选择自信心的行为训练还是认知疗法，需要结合具体情况分析，来访者到底是欠缺相关技能（这种情况下行为训练可能是更合适的，前提是不存在文化理念的冲突），还是焦虑本身影响了社交技巧的发挥（这可能就需要选择认知疗法）。

　　我们这里讲述的各种治疗策略在复杂程度上就会千差万别，既有非常简洁而聚焦的习惯逆转策略，也有应用面更广并且更加全面综合的治疗策略，比如理性情绪行为疗法（REBT）、认知疗法、问题解决策略。最常见的情况是，几种策略相互结合形成认知行为疗法的治疗方案套装。将多种治疗策略结合使用的、更完整的事例在下面讲述每个具体治疗策略时会一一呈现。

基于技能的策略和基于强化的策略

1. 自我监控

　　在认知行为疗法体系中，自我监控是这样一种工具，即在某种思维、行为、情绪以及相关的前因后果出现时（不同于回忆性报告）就对它们之间的功能关系进行评估。自我监控在记录主观体验方面尤其有用，比如自我评价（如，"我的朋友一定认为我是一个傻瓜"）以及主观不幸的水平。另外，自我监控还适用于难以通过其他方式记录的行为或生理事件，因为它们发生的频次不多（如，偶然的惊恐发作），或者发生所需的条件是难以在治疗师面前再现的（如，一些强迫行为需要依靠家庭环境表现；Craske & Tsao,

1999）。总的说来，自我监控广泛应用于大量心理障碍和行为问题的治疗过程中。

自我监控开始前要讲解基本原理，强调来访者以自身问题研究者的视角观察自身反应的重要性。然后，来访者要学会使用客观的术语和锚定词，避免使用带有情绪的词汇。例如，患有惊恐障碍的来访者要学会记录他们症状的强度，方法是依据一条概括性的描述——惊恐发作起来感觉有多"糟"，进行 0 到 10 的打分。记录过程越客观，这一方法的效果就越好。接着，来访者要学会该记录什么、什么时候记录、在哪里记录，以及如何记录。记录的方式有很多，但最常用的方式是事件记录，即记录一件事在一段时间里是否发生（如，今天惊恐发作了吗），以及频率记录，即记录一段时间里每次发生事件时的情况（如，一天中每次惊恐发作的情况）。

日记是最常见的记录形式，另外计数器或者掌上电脑也可以使用。数据后续会转换为图表的形式，以便于证明观测期间发生的变化（如，每周惊恐发作的频率，或者每天卡路里的平均消耗量）。治疗师对来访者的自我监控给出的有效反馈，会对来访者执行自我监控策略产生积极的影响。另外，治疗师可以使用自我监控数据来肯定治疗的成果，或者确认一些认知、行为、情绪之间先前未曾明了的功能关系，而这可能就是治疗的目标。

尽管自我监控会提升个体对问题行为的觉察，对问题前因后果的关注，并可能由此提高来访者做出改变的积极性，但我们对自我监控发挥作用的潜在机制还没有完全参透（Heidt & Marx，2003）。此外，研究人员已经发现在治疗过程中记录行为的频率可以为积极的行为转变提供强化。而且，自我监控可以作为一个线索了解或提醒来访者使用新习得的认知技能或行为技能。

可以说自我监控几乎没有真正意义上的禁忌证，尽管自我监控的方法通常会进行一定的修改以适应具体的治疗需求并规避潜在的问题。例如，对于具有强迫行为倾向或者完美主义倾向的来访者，限制自我监控的使用条件或者使用紧凑简化版的自我监控可能会更有效。在记录负性情感时，负性情感有时会变得更加恶化。例如，监控负性情感时可能会激活消极的自我评价，而这可以通过对消极自我评价的认知重构来解决。通常来说，自我监控对那些动机不足的个体而言实施起来比较困难，那些个体早早就认定自己会失败并且甚至无法实现自我监控，如果继续实施自我监控只会让他们确认自己的失败感（Heidt & Marx，2003）。对于后面的这种情况，问题解决策略和行为激活可能会成为有效的帮助手段，用于提升自我监控的参与性。

2. 放松训练

放松训练已经成为行为疗法中重要的治疗策略之一，并且演化出大量的应用变式，包括自我放松训练（Schultz & Luthe，1959）、渐进式肌肉放松训练（E.Jacobson，1938）、呼吸放松训练（e.g.，Kraft & Hoogduin，1984），以及各种形式的冥想和瑜伽。渐进式肌肉放松训练是目前较通用的一种方法，而且相比最初由 E. 雅各布森（1938）提出的漫长版训练模式（30~50 次咨询），现在更常用的是伯恩斯坦和博尔科韦茨（Bernstein and Borkovec，1973）进行压缩并予以标准化的版本（8-15 次咨询）。渐进式肌肉放松训练就是要循序渐进地对主要肌肉群进行紧张与放松调节，期间还会通过缓慢呼吸或想象的方式提升放松效果。有研究数据表明肌肉放松会带来整体焦虑水平的下降（e.g., Lang, Melamed, & Hart, 1970）。放松训练除了应用于心理障碍的治疗，也已经应用于睡眠紊乱、头痛、高血压、哮喘、饮酒、过度活跃以及其他各种焦虑问题的治疗。

这一治疗过程涉及对下列各个肌肉群进行渐进式的紧张（持续10秒）与放松（持续15~20秒）：优势手及其前臂，优势侧肱二头肌，非优势手及其前臂，非优势侧肱二头肌，前额，面颊上部和鼻子，面颊下部和嘴巴，脖子和喉咙，胸部、肩膀和背部上侧，腹部，优势大腿，优势小腿，优势足，非优势大腿、非优势小腿、非优势足。在进行基本原理的说明讲解之后，来访者当前的情绪状态会被测量，以便与放松训练之后的成果进行对比。这一过程既可以使用简单的方式，如从0到100进行视觉模拟评分（视觉模拟量表），也可以使用一种更复杂的行为放松量表（Poppen, 1998）。后面这个量表会针对放松期间身体各个部位需要达到的目标状态进行准确的界定。接下来，治疗师会针对每一组肌肉群如何进入放松状态和紧张状态进行言语指导并示范。然后，来访者模仿治疗师的动作进行，并由治疗师提供指导修正。整个紧张与放松的练习过程是在治疗师的引领下进行的。在后续咨询会面的间隔期间，来访者每天都要进行这样的练习。经过一段时间之后，练习的肌肉群可以适当减少（从16个减到8个，再减到4个肌肉群）。此外，来访者有时也会需要进行线索引导的放松训练，即在每次紧张之后的放松状态搭配呈现一个放松词汇；由此一来这个词汇就会成为条件反应的线索，最终无须进行一整套完整的紧张与放松过程，单凭这个词汇就可以引发已经条件化的放松感受。

放松训练的作用机制之一就是增强放松与紧张之间的差别，实现的方式就是在训练期间引导来访者聚焦关注每种状态对应的感受。这一过程的前提假设就是来访者在后续的日常生活中能自我觉察出紧张状态（Ferguson，2003）。其次，这样的训练应该还能让来访者学会这样一种技能，即在日常生活中体验到紧张时，能够自觉地引导出放松反应。就生理层面而言，放松可以激活更多的副交感神经活动，从而减少交感神经的自主过程，比如心率过快和出汗。然而，正如呼吸训练等其他的放松技术，它的作用机制更可能源于控制感或其他认知相关因素，而非真正的生理变化（e.g.，Garssen，de Ruiter，& van Dyck，1992）。

如果在放松期间提供某种生物反馈信号（正如治疗头痛或慢性疼痛时所采取的方式），那么放松训练的另一作用机制也就浮出水面——通过强化塑造行为。换言之，生理反应的变化是通过不断提升评价标准（如，肌肉紧张的大幅降低），并以生物反馈信号的形式对每次成功达标予以强化来实现的。然而，还是有些研究发现几乎可以用控制感来解释生物反馈的作用，因为使用伪造的生物反馈信号也可以取得与真正的信号同样的效果（e.g.，Rains，2008）。例如，玛丽已经患有慢性头痛许多年了。她首先学习渐进式肌肉放松法，包括线索引导的放松，用三周的时间在放松的环境下每天练习两次。然后，在继续每天以渐进式肌肉放松法练习的同时，用六周的时间进行带有生物反馈的线索引导放松，使其学会逐渐缓解肌肉紧张。经过这样一系列的训练之后，玛丽对头痛活动的自我监控表明，在治疗两周之后头痛就已经减少了一半。

放松技巧通常用来处理那些影响了生活质量或治疗进程的自主神经高度唤起状态，或者作为一种应对技能来积极面对挑战性问题情境。研究表明放松训练在一些方面可以收获奇效，比如治疗恐惧症和焦虑症，为手术或其他医学程序做前期准备，处理慢性疼痛。它也能成为其他疗法的辅助工具用于情绪管理，正如辩证行为疗法治疗边缘型人格障碍时所采取的方式（Linehan，1994）。有时，放松也会产生消极后果，比如放松引发的焦虑（Heide & Borkovec，1983）。一旦引发了焦虑，就会伴随侵入式思维、害怕失控、不同寻常的体验以及焦虑引发的身体感受（如，人格解体）。然而，就因放松引起的焦虑症而言，它并不足以成为放松训练的一种禁忌证，反而对整个过程进行讨论并让来访者持续地体验放松以及相关的身体状态，这本身就是一种有效的应对策略。

有一种独特的呼吸训练，被称为气体密度测量辅助的呼吸训练法，通过生物反馈法训练自适应的呼吸方法，在训练时会逐渐提升呼出的二氧化碳量，直至达到正常水平。研究表明这种方法对惊恐障碍有效，通过调整二氧化碳的释放量可以影响治疗效果（Meuret，Rosenfeld，Seidel，Bhaskara，& Hofmann，2010）。

3. 社交技巧与自信心的行为训练

在围绕社交技巧与自信心开展行为训练时，治疗师要通过指导、示范、角色扮演和反馈等方式教授来访者掌握一系列技能，并且治疗师和来访者要根据治疗扮演不同的角色。社交技巧包含非言语成分（如，面部表情、身体动作、情感表达）和言语成分（如，拒绝他人提出的非理性要求，或提出要求；Dow，1994）。

　　治疗开始的时候，要先针对社交场景和能体现自信与否的来访者的应对技能做出评估，通常为了弥补来访者自我报告的信息不足，还会采用观察法，比如治疗师与来访者进行角色扮演，或者直接在自然环境下对来访者的行为进行观察。随后，讲解治疗的基本原理，着重说明学习社交技巧和自信技巧会如何帮助来访者实现个人控制并实现对自己和他人的尊重，这反过来也会有助于达成他们个人的生活目标。为了角色扮演与行为训练的后续开展，还会专门设计一个行为等级列表。例如，自信地请求他人做出行为改变会包含陈述当前行为造成的消极影响，提供具体而理性的替代行为，陈述新行为对双方可能产生的积极影响。

　　接着，治疗师会直接示范具体的技巧或通过别的榜样来演示技巧，比如通过视频影像资料。示范的一种方式是掌握精通型，即示范者能够自信而富有能力地展现出良好的行为。而示范的另一种方式是处理应对型，即示范者起初会表现出一些胆怯和错误，然后展现如何提升技巧。对于那些犹豫不决或畏首畏尾的来访者而言，后一种方式可能会更有效（e.g.，Naugle & Maher，2003）。随后，来访者会练习这些行为。[1] 通常来说，会要求来访者先对自己的表现进行评估，然后才由治疗师对他们的努力做出肯定，针对技能执

----

[1] 在某些情况下，示范和公开训练是不合时宜的，比如性亲密的相关技巧；在这种情况下，可以使用隐蔽的或想象的训练来代替。——译者注

行过程中的表现给予言语反馈，并指导如何改进。在这方面，进行录像的作用有时帮助很大。当在治疗环境中掌握后，来访者要做的家庭作业就是在治疗以外的现实生活中练习这些新行为。需要注意的是树立理性的对现实表现的期望，并明确自我强化对于后续练习的价值。

社交技巧训练中一个常见的类型就是针对婚姻不幸的夫妻提供沟通技巧训练。这种类型的训练会假设夫妻双方在涉及冲突话题时欠缺沟通技巧，或者因为行为的刺激控制，双方在人际关系紧张的情况下无法发挥有效的沟通技巧。夫妻沟通技巧训练包含表达技巧和聆听技巧两方面，通过这些技巧的学习，夫妻要学会理解伴侣的观点，明确各自的态度。治疗师会对每种技巧都进行详细的说明。聆听技巧包括模仿（例如重复）、解述（例如改述）、反思（例如识别说话者所说语句背后的情感），以及确认（例如表明已经理解说话者想表达的信息）。表达技巧包括学会简洁陈述、澄清并准确表达情感感受，以及坦诚（如，对于一个问题，除了表达情绪感受还要表达内在的观点；e.g., Gottman et al., 1976）。然后，夫妻双方在治疗室里练习使用这些技巧，由治疗师给予强化和纠正式反馈。家庭作业就是在他们的日常生活中练习这些技巧。

就作用机制而言，行为训练本身依靠的是强化与行为塑造原理。新的行为是通过治疗师强化而习得。一旦成功习得，社交技巧与自信心就可以发挥交互抑制作用对抗社交场合中的条件化恐惧，或者通过弱化对无条件刺激的期望消除条件反应（如，增强的自信心可以缓解对他人消极反馈的恐惧）。此外，这类技能的掌握还有助于来访者克服整个行为层面的其他不足（e.g., Mcfall & Marston，1970）。这些新的或改善后的行为应该还能从社会环境中为来访者增加积极的强化并减少惩罚，从而提升来访者的整体情绪状态、生活满意度以及机能表现。最后，使用这些新习得的技能时还可能会提升自我效能感并减少对自身和世界的消极信念。

　　针对社交技巧与自信心的行为训练尤其适用于在某些方面因病（例如广泛性发育障碍、精神病、重度社交焦虑症、回避型人格障碍）而明显欠缺技能的人，或者是技能的发挥表达率总体偏低，抑或者是在某些情境下受限（例如受制于焦虑症或抑郁症）。自信心训练在实施时应当考虑到文化适应性，这就意味着要好好考量关乎独立和自主的文化价值观。认知行为疗法体系中的大部分内容，尤其是自信心训练，都透露着欧洲或北美的价值观标准，即高度重视独立和自主（see Hays & Iwamasa，2006）。自信心可能会与集体主义价值观、家庭重要性存在冲突，而后者是亚洲文化、阿拉伯文化、拉丁美洲文化、非裔美国人文化以及其他文化所提倡的。想要依据文化敏感调整自信策略的应用，可以在展现自信的沟通技巧之前先表达对长辈或集体的顺从和敬意（e.g., Organist，2006），或者将自信策略替换为认知行为疗法的其他策略，比如问题解决策略。

　　4. 问题解决训练策略

　　问题解决是一种技能，它已经被广泛应用于多种多样的问题情境，比如焦虑症、抑郁症、夫妻冲突以及压力管理。通常来说，来访者要学习一系列的技巧以应对每天生活中的各类问题。问题解决策略的步骤包括问题定义、制订可选方案、决策以及核查。

祖瑞拉和根津（D'Zurilla and Nezu，1999）确定了问题解决训练的两个主要环节是问题解决定向和问题解决风格。问题解决策略的目标就是使问题解决定向增加积极方面并减少消极方面，并促成一种理性的问题解决风格，即将冲动、粗心或回避等适应不良的风格最小化。因此，训练一开始是问题解决定向环节，培养积极的自我效能信念，比如采用换位思考的角色扮演鼓励来访者识别自身过度消极的信念，通过将成功解决问题的过程可视化实现积极的强化。问题定向环节还包括个体要认识到问题是人活一世在所难免的，个体要掌握判定问题出现与否的方法，比如将消极情绪作为线索来觉察是否出现了问题，并观察环境中出现了什么才引发了这种情绪。

在问题解决风格环节，来访者首先要学会定义问题，这就涉及收集问题的相关信息，客观而简明地定义问题，区分事实和假设，识别导致问题的因素，并设定现实的目标（Nezu，Nezu，& Lombardo，2003）。接下来在制订备选方案阶段，要想出尽可能多的备选方案，直到穷尽所有可能才能进行判断，然后针对每个方案如何实施写出具体的行动计划。在决策阶段，针对每种解决方案都进行成本收益分析，用于确定何种方案最有可能成功并可以付诸实践。最有可能成功的方案还要能带来收益最大化和成本最小化，经过比较后选择出真正有效的解决方案。最后的阶段就是按照最有效的方案执行行动计划，并且根据需要不断地检查并调整实施方案，尔后评估实施效果。

从本质上看，问题解决策略是一种学习社交技能的干预策略。

问题解决策略背后的作用机制包括技能习得带来的强化，以及成功应用问题解决法解决了悬而未决的问题带来的强化。另外，通过直面问题情境而非逃避它们，相当于进行了一定程度的暴露，这也可能会导致条件反应的消退。此外，在问题定向阶段还会伴随认知评价和信念假设的改变。而且，问题解决方案的成功执行可以提升自我效能，为打消有关自身和世界的消极信念提供证据。

　　举一个例子，约翰是一名作家，患有抑郁症。抑郁症造成他无法完成他的写作计划，这就是抑郁症的病因，也是抑郁症的结果。他几乎有着一打短篇小说半成品和其他未完成的手稿，而且已经数年未能实现一个完整的写作计划了。鉴于写作是他的主要收入来源，这样一来也引发了经济问题。治疗之初先将问题明确为无法完成写作计划，并且对导致计划失败的因素进行准确描述界定，比如缺乏有效的时间管理策略。一个现实的目标就是：制订能够完成的计划，而最有可能完成的计划通常是以4周为一阶段的。接着，约翰开始用头脑风暴的方式寻找解决办法，列出的方法有：找一个笔友；更有效率地安排时间；在每个子阶段的目标完成时给予积极强化；清理桌子上的其他写作项目以便更好地专注于选定的主要项目；花钱雇人帮他写作；找个地方隐居4周以避免外界打扰；请求家人离开4周以保证自己不被打扰。每种可能解决方案相关的实施步骤也会一并罗列出来。例如，为了更有效率地安排时间，约翰要将写作的优先等级排在他作为父亲和丈夫的其他日常家庭责任之前，每天留出几段整块的时间用于写作，为此他要学会如何向家人说明这份时间表的重要性。接着，他还需考虑这些解决方法中哪一个是最可能实行的并且是最可能成功的。他选择了更有效率地规划自己的时间，并对自己能够按计划完成写作任务的行为进行强化（跟朋友打电话，或者读书，以及其他强化刺激物）。制订好计划后就付诸实施。在计划实施一周之后，约翰发现自己在一天中规划了太多的零散时间以处理别的事情，他决定将计划修改成每天留两个完整的两小时。经过这种修改后，约翰就能及时地完成他的计划了。

　　问题解决策略已经广泛应用于治疗心理障碍、内科疾病、婚姻和家庭问题以及常规压力管理。研究表明问题解决策略也可以有效地用于抑郁症治疗时的初级护理，而且还常常纳入其他认知策略和行为策略中联合用于处理问题，比如治疗药物滥用时即是如此。这一方法几乎没有禁忌，只是当有证据表明其他方法对某些障碍更有效时，则不应把此法作为首选，比如对某些恐惧引发的焦虑症而言，将来访者反复暴露于恐惧刺激才会收获奇效。

　　5. 行为激活

　　行为激活是一种针对抑郁症的治疗方法，这一方法起源于操作性条件反射模型，并假设抑郁情绪是生活中的惩罚物比例多于积极的强化所致。为了抵消这种不成比例的强化模式的影响，鲁温索恩及其同事（e.g., Lewinsohn, 1974）建议增加积极强化物的获取通道，方法是鼓励来访者通过活动日志和活动安排表从一个标准的快乐活动列表中持续选择活动有序参加。N.S. 雅各布森、马尔泰和狄米珍（Martell, and Dimidjian, 2001）则建议针对每个来访者的具体功能分析，采取更具个性化的方式确定所需实施的活动类型，以便更有效地增加积极强化。他们还强调行为激活可用于对抗因生活挑战和相关消极情绪导致的回避行为，否则回避行为可能导致持续的抑郁情绪。例如，请求与老板对话以弥补工作中的失误，这一行为就能用于对抗因害怕与老板交流而做出的回避行为。鉴于强调针对回避行为做出对抗行为，行为激活与治疗焦虑症时的问题解决和暴露疗法有所重合。另外，行为激活还包括参与和个人价值观相符的活动（Martell，Dimidjian，& Herman-Dunn，2010）。

行为激活开始时需要对行为欠缺的先行事件和维持物进行完整的功能分析，从而能依据个人具体情况构建行为激活的方法。功能分析是必须要做的，因为同样的行为（或者缺少某些行为）对于不同的人可能有着完全不同的功能。例如，安排与朋友喝咖啡可能是一种良好的社交行为，但也可能是一种对其他责任的适应不良的逃避行为。了解抑郁症的背景因素包括针对重大生活事件进行广泛调研，对抑郁之后各种行为的变化模式进行调查，以及为了应对抑郁症已经采取的各种方法，其中某些方法本身可能就是有问题的（例如回避行为）。这些信息可以用来对生活事件进行概念化，让来访者明白正是他们生活中快乐事件的减少促成了抑郁情绪，他们通过回避行为来应对抑郁症的尝试也会导致抑郁情绪。

接着，使用活动图表来评估当前的活动水平以及活动与情绪之间的联系，这个活动图表还能帮助来访者监控回避行为和为了实现既定生活目标所采取的行动（Martell，2003）。然后，鼓励来访者认识到自身的回避策略，并且选择是继续回避并沉浸在抑郁情绪中还是参与活动并最终改善心境。将一系列动作的首字母组合到一起是行动（ACTION），这个策略可以帮助来访者评估自身是否处于回避状态：

评估（Assess）：我的行为是在回避问题吗？

选择（Choose）：是继续回避还是有所作为？

尝试（Try）：执行选定的行为。

整合（Integrate）：将新的活动变成习惯。

观察（Observe）：结果，新的行为是否改善了心境或生活状况？

绝不（Never）：放弃（Martell，2003）。

按照理论假设，行为激活的作用机制是通过增加行动并阻断回避，让来访者从周围的环境中接触到更多的自然而然的积极强化。而且，行为激活能帮助建立常态化的行动机制并促使其发挥功能。此外，当来访者感到自己可能无法完成任务或从生活中得不到什么快乐时，行为激活可以帮助来访者变得更加积极（Martell，2003）。另外，通过鼓励来访者进入原先曾刻意回避的情境，行为激活可能也会促进条件反应的消退。同时，自我效能也可能发生实质性的提高，并反过来提升来访者参与行为激活的积极性。最后，尽管行为激活并未想要转变个体的认知内容，但是在它的指引下取得的优异成绩很有可能成为有力的事实证据，用于证明来访者那些关于自身和世界的极度消极的认知不成立。

行为激活是专门为治疗抑郁症而设计的一种疗法。只要是具有抑郁症状的患者都可以应用此法，除非激活的行为可能会将来访者置于危险之中，比如要面对一个有虐待倾向的伴侣或者充满暴力的生存环境（Martell，2003）。鉴于行为激活的应用基础——以鼓励来访者"多关注外部生活环境，少考虑内部的假想性缺陷"为目标（Martell，2003，p. 29），行为激活通常不会与那些旨在改变消极认知内容的认知疗法结合应用。相反，消极认知的功能会被着重分析，例如这些消极认知会在什么情况下、什么时候产生，这样的认知会对个体的感受产生怎样的影响，又会对个体的后续行为有哪些影响。有时，反思消极认知功能的过程也会陷入僵局并妨碍真正的行动。这时，治疗的焦点要重新放在如何做出不同以往的行为，尤其是以不受消极认知控制的方式行事。在某些文化环境下，行为激活可能会进行一定的修改，将与家庭成员互动的一些活动纳入。

6. 行为契约

另一种基于强化原理的治疗策略就是行为契约，或称偶联契约。简单来说，它是一份声明，里面罗列了一系列需要遵从的行为，并附带了遵从行为后能获得的奖励和未遵从时面临的惩罚。就其本身而言，它就是前面提及的工具性学习理论原则的直接应用。行为契约已经与其他认知策略和行为策略（如，问题解决法）组合应用形成认知行为疗法治疗方案套装，以便用于处理各种类型的问题，这包括家庭婚姻问题、药物滥用、减肥、戒烟以及身体锻炼。除了用于处理靶行为的过度或欠缺问题，行为契约还可以用来促进来访者参与认知行为疗法的治疗过程。例如，行为契约可以提升来访者在暴露疗法、行为激活或反应预防治疗过程中的参与积极性。

契约的订立需要依靠初始的功能分析，它可以表明当前行为模式的前导因素和后续结果，并揭示为了发起并维持行为转变而修改前导因素或变化结果时可采取的方式方法。改变前导因素和后续结果的方式在前面已经讲过，移除或改变前导因素，改变已经建立的行为模式，添加额外结果。在设计行为契约时，也要考虑一系列能决定行为的积极或消极结果之有效性的参数。这些参数包括刺激的相对量或重要性，传递的即时性、一致性。在一个新行为的习得阶段，一致性是尤为重要的；然而当新行为获得后，强化的比率程序会对新行为的保持更有效（Martin & Pear，2003）。

行为契约的关键性实施步骤已经被胡曼法、玛珪尔、罗曼（Houmanfar, Maglieri, Roman, 2003）总结如下：建立清晰并且合理的短期目标和长期目标；界定清晰的待改正的靶行为，以及出现靶行为所需的条件；一套用以确认靶行为目标是否达成的监管系统；有关遵从后所获奖励和未遵从后应受惩罚的明确说明。此外，协商好的契约需要经过参与者一致同意并签字认可。

行为契约背后的主要作用机制就是操作性条件反射——强化优良行为并惩罚不良行为。成功地改变行为可能会提升个体的自我效能，证伪其对自身和世界的消极看法，并反过来继续推动行为的改变。

举例来说，一个具有强迫性囤积行为的来访者可以订立这样一个契约，即每天在晚餐前花15分钟将他卧室里的杂志和报纸搬出来，最终的长期目标就是将卧室里的报纸书刊全部都清理干净。当每天的15分钟任务完成时，来访者就可以奖励自己看10点钟的新闻或者来份饭后甜点。如果目标没有达成，这个来访者既不能看新闻也能不吃甜点。履行契约的过程会通过记录每天用在清理物品上的时间进行监控。

如果订立契约时约束性太强以致近乎有意的惩罚，或者太过刻板而不允许来访者发表意见，那么行为契约就会出问题（Houmanfar et al.，2003）。契约内容含糊不清，治疗师对契约关注不足，来访者依据契约处理意外事件时未得到即时鼓励，这些问题都有可能影响行为契约的治疗效果。最后，行为契约通常并不会直接作为一种干预策略用于治疗行为技能欠缺类的障碍（如，欠缺社交技巧），面对此类问题它只适合作为一种鼓励工具，用于提升来访者在行为技能学习方面的积极性。如同大多数认知行为疗法体系的疗法会强调行为的改变一样，行为契约尤其强调行为改变，而这种强调可能会与某些文化存在冲突，比如某些文化倡导个体墨守成规、少做改变（Hays &Iwamasa，2006）。因此，订立行为改变的契约时应该兼顾文化因素和人际关系的影响，并能做出相应的调整。例如，一个旨在将身体锻炼从偶尔为之变为规律性活动的行为契约在订立时应避免与家庭活动有时间上的重叠，这样才能避免行为改变的目标与家庭目标发生冲突。

7. 习惯逆转

习惯逆转首先由阿兹林和纳恩（Azrin and Nunn，1974）提出，用于治疗神经质样习惯和抽搐症，这一方法的理论假设是这样的：行为之所以能持续存在，是源于形成了反应链、自我觉察欠缺、过度使用以及社会包容。现在，习惯逆转常用于治疗抽搐症、拔毛癖，以及一系列受"自动强化"控制的重复行为或自我刺激行为（如，拔毛癖）。

治疗一开始会先对习惯相关的系列行为和前因后果进行细致的分析。接着，开始意识训练，即通过强化方式鼓励来访者学会觉察出某一特定行为习惯的初始迹象，最终能够在系列反应开始前进行打断。这个过程要求来访者不仅要觉察出外在的事件起因还要能觉察周围的背景因素（如，躯体抽动或发声抽动可能对某些身体部位产生特殊的感受影响）。咨询时，来访者要针对自然产生的习惯或模拟出的习惯进行意识训练，由治疗师给予强化反馈。然后，在对抗反应训练阶段，来访者要学习如何通过一个不显眼且不费力的对抗反应与习惯行为争夺身体控制权。例如，可以采取紧闭嘴唇的横膈膜呼吸作为发声抽动的对抗反应，可以将涂护手霜作为咬指甲的对抗反应。随后，在咨询期间来访者练习使用这些对抗反应来应对自发或模拟的习惯，再次由治疗师配合强化。此后，在治疗师的指导下，来访者可以在日常生活中练习使用对抗反应，只要促成习惯的前导因素出现或系列行为习惯已经展露苗头即可实施。

习惯逆转是一种基于技能的干预策略，它极度依靠强化原理。具体而言，它要求个体努力阻断实施习惯行为带来的积极强化（通常是身体感受），并以一种对抗性的行为替代。有时，除了由治疗师强化来访者实施对抗反应，还需重要他人给予社交性强化以鼓励来访者放弃重复性行为。通过想象对于习惯行为已成问题的情境实现了有效控制，也可以实现反应的泛化。此外，实现对重复行为的控制也可能会提升自我效能感，进而反过来促进付出更多的努力来控制行为。

这些策略可能会催生更多有关自我的积极认识，并反过来提升继续习惯逆转练习的动机。习惯逆转是专门用来处理重复行为的，比如抽搐症、拔毛癖、口吃、咬指甲、磨牙、抓挠皮肤，以及自咬。它最擅长处理那些受自动强化控制的行为或是自我刺激的行为。但它不适用处理因逃离厌恶情境导致的重复行为（如，通过强迫行为导致痛苦程度降低或强迫意念缓解），或是积极的社会结果所控制的重复行为。

基于暴露的治疗策略

1. *暴露疗法*

暴露疗法是直接根据经典条件反射的消退原理演变而来的。绝大多数情况下它被于焦虑症的治疗，但有时也会用于治疗药物滥用、进食障碍以及其他问题。暴露疗法需要让来访者以系统化的重复过程面对恐惧症刺激因素或引起欲望的刺激因素，但并不伴有一个反感的或渴求的无条件刺激来强化，以至于最终让这些刺激因素失去激发恐惧型或者欲望型条件反应的能力。这里所指的刺激因素包括外部线索，比如空旷的环境、毒品和吸毒工具，当然也包括内部线索，比如与惊恐发作相关联的恐惧化身体感受、创伤记忆、强迫意念、灾难画面或吸毒欲望。

沃尔普的系统脱敏疗法（1958）将放松与面向恐惧症刺激因素的暴露相结合。系统脱敏疗法代表着条件反射原理首次应用于恐惧症和焦虑症的治疗。在最初创造出来时，系统脱敏疗法是通过想象实施的。按照最初的假设，在大脑中想象这些可怕的刺激与在现实中直接面对它们时的效果是一样的。加入放松练习，为的是对抗并抑制焦虑反应。为此，实施时确保放松反应强于焦虑反应是十分重要的，因此，沃尔普实施系统脱敏疗法时采用的是逐级暴露，确保将焦虑水平控制在相对低的层次。导致恐惧的刺激画面会按照引发焦虑的程度从最低到最高进行等级排列；脱敏过程从激发最轻微焦虑的想象开始，然后按照焦虑等级逐渐提升，进行激发更大焦虑的想象。通过这样做，在焦虑等级中低等级的成功克服就意味着在面对后续高等级时也可以减少焦虑。

在制订出焦虑等级后，系统脱敏疗法的开展方式是先呈现一个中性刺激场景，然后从分类等级中调取引起最低程度焦虑的场景开始想象，并辅以后续的放松，如此反复。来访者要做出想象，当想象事物清晰时给出信号（如，举起他们的手），然后继续想象一段时间，然后评定焦虑水平并进行放松练习。这种匹配训练会反复进行，重复的次数取决于何时这个刺激在想象的时候不会再引发焦虑或者只有轻微的焦虑，当这个刺激的焦虑消除后，治疗就可以沿着焦虑等级列表中的下一个项目进发。在最初的版本中，恐惧画面的想象被限制为不能超过 15 秒（通常是 5~7 秒）或当感到焦虑时即停止，无论哪一个条件先达成，都会立即让来访者返回到放松状态。德弗雷德（Goldfried，1971）开发出了一套自我控制版本的脱敏疗法。不再要求来访者移除想象画面并返回放松状态，转而鼓励来访者维持想象并同时练习放松来移除紧张和焦虑。在这个版本中，脱敏疗法被视为练习应对技能的一个机会。

沃尔普（1958）强调以交互抑制方式发挥对抗条件作用的机制。他的这一观念是受谢灵顿（Sherrington，1947）的研究所启发，后者发现如果有一组肌群处于兴奋状态，那么就会有一组拮抗肌群处于抑制状态，这一过程称为交互抑制。沃尔普将这个原理应用到焦虑治疗中，并指出如果呈现引发焦虑的刺激时伴有一个对抗焦虑的反应出现，就可以对焦虑反应进行彻底或部分的压制，尔后刺激与焦虑反应之间的联结就会弱化。因此，在系统脱敏疗法中，当个体逐渐地想象着面对引发更高焦虑的恐惧症刺激因素时，是将放松状态作为一种交互抑制因子以对抗持续上升的焦虑反应。

然而，交互抑制的假设已经受到质疑，有研究发现针对引发恐惧的情境进行逐级想象暴露时，是否结合放松训练对治疗效果并无影响（Craske et al.，2008，for a review）。此外，即使放松确实会促进想象式系统脱敏疗法的效果，它的作用也只是提升了想象的生动丰富性，也就是说增强了自主神经的唤醒，但并没有实现放松的原本目的，即通过放松的生理反应对抗焦虑唤醒（Craske et al.，2008）。

因此，主流研究已经不再依靠放松来对抗条件化焦虑反应。现在，暴露疗法的实施方式有很多。其中之一还是如同系统脱敏疗法一样会使用想象，但不伴有放松训练。想象暴露最适用于那些在真实生活中难以反复练习的刺激（如，空中旅行），或者刺激本身就是想象出来的（如，强迫症中的强迫意念，广泛性焦虑症的灾难化想象，或者创伤后应激障碍里的创伤记忆）。另一种日渐流行的方式是虚拟现实，它的优点就是可以实现对暴露时诸多参数的控制。

例如，在治疗面对公众演讲的焦虑时，虚拟现实可以提供系统化的暴露设置方式，如调整不同的观众数量、不同的观众反应、不同的背景，等等。在治疗创伤后应激障碍方面，有时会采用写作暴露来实现对创伤的再体验。实景暴露或现实暴露，则常用于治疗各种焦虑症。例如，社交焦虑症患者要暴露体验社交场合，同样广场恐惧症患者要暴露体验开车或离家出门等情境。内在感觉暴露则是指重复而系统地体会那些引起恐惧的身体感受，这种方法最适合治疗惊恐障碍（如，反复地过度换气以克服对呼吸急促和感觉异常的恐惧）。不同方式的暴露方法也常常会结合使用。例如，通过写作暴露或想象暴露体验创伤记忆的时候，也会结合能够唤醒创伤的情境进行实景暴露。类似地，对于强迫意念的想象暴露常常会结合面向强迫刺激因素的实景暴露，而且针对恐惧情境的虚拟现实暴露也常常会与实际情境的暴露练习相结合。

在暴露期间，通常会鼓励来访者充分地体验引发出的整体情绪反应，同时禁止采取任何形式的回避行为，无论是明显的还是较为微妙形式的躲避。另外，安全信号也需要逐渐移除，因为正如前面所述，安全信号会影响暴露疗法实施期间矫正学习的效果。暴露开始之初，需要在咨询时由治疗师给予指导、反馈和强化。有时，治疗师会示范如何实施实景暴露或内在感觉暴露，这对于某些情况极为有益，比如当来访者对是否进行暴露任务犹豫不决时，或者来访者并没有习得实施暴露时所需的技能（如，怎样靠近并触摸一个特定的动物）。在这样的情况下，治疗师会先示范，然后来访者再模仿。在经过治疗师指导的暴露之后，可以由来访者在生活中进行自我指导的暴露。如果某种行为并不适合在治疗师监督之下进行实景暴露，那么治疗师会和来访者共同设计一个现场暴露任务。在咨询时，来访者先以想象的形式演练现场暴露，然后才能在咨询间歇自行尝试现场暴露。来访者在下次咨询时对实施情况予以汇报，双方以协作的态度回顾收获并规划如何设计下一次的暴露练习。有时，像父母或伴侣这样的重要他人也会以教练指导的身份参与暴露练习。

在治疗焦虑症时，暴露疗法既可以采用渐进法，逐步地暴露于引发更高焦虑水平的情境，也可以采用满灌疗法，即长时间不间断地暴露于引发高度焦虑的刺激之下。有几个研究已经发现满灌疗法可以取得与逐级暴露法同等的治疗效果，尽管这还需要更多的对比研究来支持，但至少对于那些愿意承担高强度暴露的个体而言，事实确实如此（e.g., C. Miller, 2002）。满灌疗法通常用于对创伤后应激障碍的创伤画面暴露和强迫症的强迫意念暴露，有时也会以实景暴露的方式让来访者体验惊恐障碍或广场恐惧症引发的恐惧情境。满灌疗法通常会引发高水平的生理唤醒和主观不适，至少在暴露的最初阶段是这样的。

在过去几年里，有关焦虑症每次暴露练习时长的参数几经变化。情绪加工理论（Foa & Kozak, 1986；本章后面会详细介绍）的支持者建议暴露测试所需持续的时间应以恐惧感受下降为依据，因为恐惧感降低就意味着发生了矫正式学习。然而，最新的研究表明在暴露练习时表露出的恐惧减少并不必然代表着矫正式学习的发生（Craske et al., 2014），所以建议时长的标准从"待在情境中直到恐惧感降低"转变为"待在情境中直到你已经体悟到你需要学习的东西，有时这意味着你认识到自己可以忍受恐惧"。

有时，暴露疗法会与一些应对工具结合使用，比如放松或缓慢呼吸，认知重构，或再想象。这些应对工具旨在提升来访者参与暴露疗法的意愿，并可用于促进治疗效果。例如，当要求广场恐惧症患者在人多的商场中行走之前，会教授患者一种横膈膜呼吸法，并帮助他们完成一些应对式自我陈述，用作应对暴露时的极度焦虑的工具。然而，正如本章后面会详细说明的，这些工具对暴露疗法的真实促进效果有多少，现在还并不明确。

在沃尔普的交互抑制模型（1958）出现矛盾之后，在二十世纪六七十年代，研究人员（e.g., Watts, 1971）一度以习惯化来解释系统脱敏疗法的作用机制。简单来说，习惯化就是指重复呈现刺激引发的反应强度降低这一现象。然而，习惯化通常被视为一个短暂的过程，因为去习惯化（或者说提升反应强度）常常紧紧跟随在习惯化之后。因此，习惯化无法解释暴露疗法的持久作用。

当时，习惯化的概念是与矫正式学习的概念相结合来解释暴露疗法如何有效治疗恐惧和焦虑的，这就是众所周知的情绪加工理论（EPT）。这一理论首先由福阿和科扎克（Foa and Kozak, 1986）提出，后来福阿和麦克纳利（Foaand Mcnally）于1996年又对其做了修订。情绪加工理论认为暴露疗法的效果是源于一个恐惧结构的激活，并且激活之后整合了与恐惧不符的信息，最终生成一个非恐惧结构来替代原有的恐惧结构或与之竞争。恐惧结构概念是首先由朗（Lang, 1971）提出的，它指的是一组命题，是一个刺激、一个反应以及记忆中存储的关于它们的含义。例如，一个对蜘蛛恐惧的恐惧结构可能包含一个刺激命题——大蜘蛛，一个反应命题——心跳不停和肠胃不适，以及一个含义命题——被蜘蛛毒伤。行为激活的诱发因素就是恐惧，包括主观上的恐惧感受和客观的恐惧生理反应。

　　一旦恐惧结构被激活，通过整合不兼容于原结构的信息就可能实现矫正式学习。不兼容的信息可能有两个主要来源。其一是咨询情境下对恐惧反应的生理层面和语言层面产生了习惯化（如一次暴露练习时从开始到结束期间恐惧感会有所降低），这使得刺激命题与反应命题之间发生解离（如，刺激与恐惧反应之间的联系不再紧密）。咨询情境下的习惯化被视为咨询之后通过反复体验实现习惯化的一个先决条件（如，焦虑极值从第一次到最后一次暴露练习期间发生了下降）。咨询之后的习惯化则被认为是长期习得的基础，并且会受到恐惧结构中含义命题的影响，影响的方式就是降低危害可能性（如，风险）或减弱刺激的消极影响（如，效价）。情绪加工理论会明确地引导治疗师将暴露过程中表现出的恐惧水平视为是否发生学习的参考依据。因此，情绪加工理论的治疗师在实施暴露疗法时，会帮助来访者待在恐惧情境中直到他们的恐惧感降低。然而，很少有研究支持咨询情境下的习惯化对暴露疗法的整体效果会产生重大影响，因此，目前对情绪加工理论的前提假设已经有了不少的质疑之声（Craske et al., 2008; Meuret, Seidel, Rosenfeld, Hofmann, & Rosenfeld, 2012）。

　　目前来看，暴露疗法发挥作用的方式是生成新的期望以便与原有的期望竞争——只要新的期望足够强势，尤其是在后续提取时——这样就能抑制住原有的基于恐惧的期望。按照这一思路，暴露疗法在设计时的最佳方式就是最大限度地证伪消极结果的期望，或者形成抑制性期望，即消极结果并不会发生或者并不像预计的那样糟糕（Craske et al., 2014）。例如，一个女人害怕自己会在开车的时候突然昏厥，而且坚定不移地认为自己如果开车离开家超过 5 英里[1]，就会发生昏厥。这时，证伪她对昏厥预期的最佳方式就是让她试着开车离家超过 5 英里。如果在暴露练习时，开车远离家门还不到 5 公里就结束，她对昏厥的期望可能仍不会改变。无疑，这一方法需要对期望进行认真的分析。如果厌恶事件就是恐惧本身——焦虑症就常常表现为如此，那么在尝试暴露时就应该延长时间（或者增加重复次数），至少要长于患者原以为自己无法忍受的上限。这种方式的暴露疗法与习惯化模型支持的暴露有很大的不同，后者鼓励来访者继续处于暴露情境直到恐惧感下降。相反，这一方法与认知评价理论有更多的共性，可以将暴露疗法视为一种收集数据的方法，进而用来证伪错误的自我评价。在认知疗法中，这种方式被称为行为实验。然而，不同于认知评价模型专注自我意识下的认知，我们（Craske et al., 2014）认为新的抑制性期望可以在暴露过程中悄悄形成。

例如，深度消退或复合消退策略，即将指向同一非条件刺激的两个条件刺激组合（如，在暴露练习时呈现完一只蜘蛛后，接着呈现第二只蜘蛛），变化刺激（如，在一次暴露或多次暴露时呈现

---

[1] 1 英里 =1 609.344 米 . ——译者注

不同种类的蜘蛛，不必强求对某一种刺激的习惯化），或偶尔强化式消退（如，在暴露练习时偶尔加入一些符合伦理的无条件刺激，如，社交拒绝），这些策略都可以不依靠意识内认知期望的调节而实现抑制性期望的增强。此外，暴露时采用限制海马体激活的这种生物学方法有助于暴露期间的习得内容去情景化，进而使习得成果可以泛化到暴露情境之外，这种方式同样不依靠自我意识的认知评估。通过回想上次所学内容和设立提取线索，这种架接不同情境的行为方法也可以用于促进暴露期间习得内容的泛化（see Craske et al.，2014）。

由于暴露疗法并不包含教授任何技能，所以这一方法并不适用于因技能缺失直接导致的焦虑症，比如社交焦虑症或恰恰欠缺感到恐惧的那个场景中所需的技能（如，一个人害怕在海洋中游泳，而他本身都还没学会游泳）。因为暴露时通常会在某一时刻引发高水平的焦虑，所以当来访者身体状况欠佳（如，特定类型的心律失常或重度哮喘）使得自主神经的高水平唤起可能会造成危害时，通常不建议使用暴露疗法。在上述情境中，可以考虑使用系统脱敏疗法以替代。鉴于可能伴随高水平的焦虑，脱落问题则不能不重视。因此，要格外注意为来访者讲明暴露疗法的基本原理，并确保来访者做好了进行暴露的准备。此外，促成回避行为的一些外界强化（如，广场恐惧症患者的重要他人对其回避行为的关注）可能会妨碍暴露疗法，对此应当予以评估并采取适当的方式将这种无心的阻碍最小化。还有一种禁忌就是暴露所要面对的情境可能对个体带来真正的危害，比如暴露是指要面对一个施虐者。另外，暴露疗法可能不适用于那些患有精神病及其他思维障碍或痴呆的人，这是因为远离某些情境对他们会更合适。相比行为激活，暴露疗法更适宜与认知疗法结合应用。然而，认知重构过程可能会影响暴露效果，这是因为按照抑制性学习模型，暴露疗法效果的最大化是建立在期望结果和真实结果之间的巨大差异上，但认知重构旨在减少对消极结果的期望，因此也就可能从实质上减小了与暴露疗法实施时真实结果的差异程度（Craske et al., 2014）。因此，最新的治疗方案是将认知重构过程放在暴露疗法之后，用于促进学习成果的巩固，而在这之前不进行认知重构。

2. 反应预防

通常来说，反应预防指的是阻断一切回避行为，包括安全信号和寻找安全的行为，不过具体的实施方法大多还是用于强迫症治疗中强迫行为的阻断。究其根本，这一方法要求来访者在脑中出现强迫意念或遭遇激起强迫意念的刺激时，停止执行他们惯用的强迫行为。这一方法最初是由梅耶（Meyer）于1966年提出的，尔后拉赫曼和霍奇森（Rachman & Hodgson, 1980）再次通过实证方法予以明确，他们发现当来访者暴露于强迫意念的刺激线索时，如果能停止以惯例的形式执行强迫行为，来访者的焦虑水平最终会降下来。这一现象激励着治疗师尝试将暴露疗法与反应预防相结合来治疗强迫症。例如，来访者可能被要求去触碰一个被他们视为不洁的物品，比如门把手，然后不让他们洗手。研究表明在治疗强迫症时，将暴露疗法与反应预防结合实施的治疗效果要优于只实施暴露疗法（e.g., Foa, Steketee, Grayson, Turner & Latimer, 1984）。

　　实施反应预防时，要先建立强迫意念和强迫行为之间的功能关系，此时除了要关注外显的强迫行为，还要注意内隐的强迫行为。外显的强迫行为是指洗漱、检查电器或锁具等，而内隐的强迫行为则可能涉及在内心里反复思索过去一周的行为或是纠结于某些单词、词组。接着，治疗师要为来访者讲解治疗的基本原理，即为什么能通过阻止强迫行为应对强迫意念。尤其要让来访者明白阻止强迫行为和尝试停止强迫意念之间的区别，因为后者是几乎不可能做到的。然后，就是着手实施暴露疗法和反应预防。

　　在最早的版本中，反应预防是仅在住院病人身上实施的，借由护理人员持续不断的监控，可以彻底地阻止来访者执行既往的行为模式。然而，对于并不那么严重的强迫症患者，通过语言指导来访者放弃惯例仪式也一样有效。反应预防在实施时既可以采取全面化的阻断，也可以采取渐进式的阻断。举例来说，对于过度清洁的强迫行为实施全面的反应预防就意味着整整一周的时间不能进行任何的清洗。然而，全面的反应预防相对难以实施，除非来访者能处于一个高度结构化的支持性环境。在治疗结构化程度较低的门诊病人时，反应预防更多的是以渐进式实施的（如，逐渐减少每天洗手的次数）。

　　反应预防基于强迫意念和强迫行为之间的功能联系而产生，即强迫意念引起焦虑，强迫行为能缓解焦虑。习惯化和强化机制应该会促进它的治疗效果。也就是说，通过阻止强迫行为，强迫意念会逐渐习惯化。此外，由于强迫行为有助于（但并总能）减缓焦虑，那么强迫行为就会经由操作性条件反射过程得以强化，并很有可能在接下来的日子里反复被应用；一旦阻断了强迫行为，也就打破了这种自我重复循环。因此，治疗目标是要让来访者认识到在不依赖强迫行为的情况下，焦虑会被习惯化，而正是由于先前对强迫行为的执着才为焦虑的长期存在提供了机会。

就此而言，反应预防可能更适合被解读为一种基于强化和技能的治疗策略，而并非基于消退的一种治疗策略。然而，最近的研究表明，这个过程中也会引发消退机制，因为在阻断了强迫行为之后，来访者意识到原本恐惧的灾难性事件并没有发生。例如，有些来访者会伴有伤害自己爱人的强迫意念，通过对强迫意念进行暴露并阻断强迫行为，可以让他们意识到自己并没有真的对爱人造成伤害，并因此形成了新的抑制性期望。另外，暴露与反应预防结合实施后取得的成果可能会提升来访者的自我效能。就认知评价而言，反应预防也可能有助于减少来访者对于某些强迫意念的消极看法（如，"具有我要做些淫秽之事的想法并不意味着我就是猥琐下流的"）。

虽然在大多数情况下反应预防是用于阻断强迫行为，但是在用暴露疗法治疗各种焦虑症时，各种类型的回避行为也可以应用此法来阻断。因此，依赖安全信号或寻找安全的行为也常常会被执行反应阻断。因此，暴露疗法中描述的禁忌同样适用于反应预防。另外，研究人员普遍认同的是实施全面化的反应预防要比部分的反应预防更加有效，然而全面化的反应预防在门诊病人身上却更加难以实施。因此，想要有效地治疗严重的强迫症，就应进行紧密的日间护理，或者直接住院，这样全面化的反应预防才可以更加容易地实施。此外，家庭成员也可以参与治疗过程，发动他们在家庭环境下实施反应预防，这种方式对于患有强迫症的儿童尤其有效；如果家庭成员已经在饮食起居上对儿童行为做出妥协——实际上会强化儿童的强迫行为（如，在触碰家中的门把手时，遵照儿童的要求使用纸巾以避免直接接触），那么家庭成员参与治疗则能产生更大的效益。

基于认知的治疗策略

这里会讲解三种认知评价治疗策略，其中前两种方法可以称之为更加全面而体系化的治疗方法而不是单一的治疗策略。这些方法背后的原理在第三章中已经全面讲解过，这里就不再赘述了。

1. 理性情绪行为疗法

理性情绪行为疗法的治疗师会教导来访者与他们自身的非理性信念直接辩论，尽管相比其他的行为策略和认知策略，理性情绪行为疗法对如何辩论的过程并不那么标准化。一般来说，第一步是言语劝导，旨在鼓励来访者相信理性情绪行为疗法原理的有效性。治疗师帮助来访者认识到，导致精神痛苦的并不是事件本身，而是对事件的评价和思维方式。来访者要学习理性信念和非理性信念的区别，而后者的突出特征包括：僵化而极端，与社会现实不一致，不合逻辑，易于产生功能失调的感受，易于导致功能失调的行为后果，苛刻的和"必须的"，"糟糕至极和可怕至极"，以及蔑视人的生存价值（Ellis，2003）。下一步就是通过来访者的自我监测和治疗师的反馈把这些形形色色的非理性信念识别出来。接着，治疗师会直接驳斥这些非理性信念，并演示如何对事件进行合理性的再诠释。驳斥的方法有：追问支持这种信念的证据或持有这种信念的效用，追问状况背后可能的灾难性结果是什么，或者通过逻辑证明这种信念是不合逻辑的。有时，治疗的焦点是放在认知的形式而非内容上，比如鼓励来访者改变表达措辞，从"必须要"怎样转向"想要"怎样。除了言语上的辩论，有时还会佐以想象上的辩论，在大脑中重复演练理性的认知过程，这样做都是为了以理性的自我认知取代先前那些非理性的评价。这些技巧需要来访者内化吸收，他们要学会识别自身的非理性信念并主动地与之辩论，比如可以采取追问法，针对某种信念背后有无确凿实证支持进行不断追问（如，"一个人必须每时每刻地表现完美，有什么证据支持这样做吗？"）。另外，来访者还要学习逻辑辩论法（如，"这是不是陷入了我想做好就必须做好的死结？"），推导或启发式辩论法（如，"如果我一直要求自己表现优异而不仅仅是想要做到优异，这会让我变成什么样？"），将"必须这样"表述为"偏好这样"，在设定目标时避免提出不切实际的非理性诉求。其他有效的方法还有：理性的应对表述，积极的视觉化想象，成本收益分析，演示，无条件自我接纳，以及实际的问题解决（Ellis，2003）。可以看出，REBT 实施时会采用多种方法，但每种方法的引导原则都是将非理性信念转变成更加理性的信念。

安排的家庭作业则包括：对经历、信念和结果的自我监测，尝试依靠自身的力量来驳斥非理性信念，以及行为类的练习活动——来访者要面对并处理曾经一直觉得很困难的问题。举例来说，行为类的家庭作业之一就是羞耻攻击练习，即鼓励来访者在公共场所做些荒唐可笑的事情（如，在公共场所大喊大叫，混穿一些不相匹配的衣服），以此来认识到并没有什么灾难性后果发生。

　　REBT 在实施时面临的一个困难就是非理性信念的操作性定义。哈加和戴维森（Haaga and Davison，1993）指出有关理性与否的定义涉及个体持有的伦理标准和价值观。他们认为埃利斯提倡的伦理标准是人应该活得长久快乐，应该极为重视他们的个性、自由、自身利益以及自我控制，而不应屈服于外界的控制。很显然，这样的伦理标准与一些文化中的集体主义价值观存在冲突，比如亚洲、拉丁美洲和阿拉伯国家的文化。结果就是，REBT 可能不像其他变形的认知疗法那样具有文化普适性。

　2. 认知疗法

　　贝克（1993）将功能失调的信念和有问题的信息加工过程视为治疗目标，来访者和治疗师本着协作的理念共同识别并标记认知错误、评估证据以及形成更加现实的备选信念假设。通常来说，认知疗法一开始会先讨论思维对情绪生成的作用。这就会涉及讨论认知错误如何造成了对情境的错误解读。这种错误解读被突出强调为情绪痛苦的主要来源。另外，还要帮助来访者认识到错误解读是如何影响行为选择的，并反过来加剧了不幸，同时还确认了错误解读，最终形成一个自我循环。经过这样的讨论之后，治疗的基本原理也就呼之欲出，即将适应不良的思维本身视为需要解决的问题。

接着，来访者要认识到信念只是一种假设，并不是事实，因而可以对其质疑并驳斥。这就是认知解离技术，或者称为更加客观地看待自身思维的能力和在"我相信"和"我知道"之间做出区分的能力。通过详尽的自我监测和针对情绪及关联认知应用箭头向下技术，可以识别具体的信念、自我认识和假设。采取自身问题研究者的视角有助于个体更好地观察他们自身的认知偏差，并且使其更加愿意考虑他们原有信念之外的替代性信念。当所有关联的认知识别完后，它们就会按照认知错误类型归类，其中包括二分思维、武断推论、过度泛化、放大化。这种对认知错误分类的过程，或者称为对思维贴标签，也十分符合自身问题研究者的模型假设，并且通过评估这些思维的有效性促使个体养成客观的态度看问题。

治疗师使用苏格拉底式提问帮助来访者做出自察并质疑自身的信念。如果一个来访者坚持自己没有了女朋友的陪伴就活不下去，那么治疗师可以温和地刺激下来访者，询问他在没有开始这段关系之前是怎么活下来的。逻辑实证则寻求理性的思考，要求来访者不仅考虑现有的证据，还要结合曾经忽视的信息、历史资料以及事件的其他可能性解释。例如，对一个害怕惊恐发作会带来致命危害的来访者，治疗师会要求她回想下惊恐发作的次数，以及每次的结果。

行为策略包括：明确的活动时间表，旨在增强掌控感和成就感的等级式任务，以及行为实验，也被称为假设检验。在行为实验中，来访者和治疗师一致认可通过实验和数据收集来检验某种信念的正确性。为了保证行为实验的有效性，待检验的行为、实验条件以及消极认知都会进行清晰的界定，这样来访者才能充分检验他们的假设，通过实验数据评估这些假设的真伪。实验结果复查并综合的过程是十分关键的，尤其要注意避免因情感导致的误判（如，来访者可能把别人的认可当作同情）。例如，行为实验会要求一个来访者在当地的购物中心向 10 个不同的人问路，这样可以彻底检验他的概括性的自我评价——自己无法收到任何人的帮助。无疑，这一方法与行为激活、问题解决以及暴露程序都有着明显的重叠，尽管每种策略包含不同的行动机制。在认知疗法中，行为过程是用于收集数据以驳斥认知错误的；行为过程是促进基于事实的思维模式生成的；行为过程是用来形成新行为以对抗原有信念的。

在认知疗法的整个实施过程中，治疗师会不断演示苏格拉底式提问，通过提问或对比呈现自我认识和事实证据。有时也会使用情绪激发技术，比如想象（要求来访者想象自己正面对着可怕的场景），这一技术可以用于加剧情绪，促进对原先忽视的情绪反应的觉察，评估依赖型核心信念，重构认知－情绪网络，以及修正适应不良的情绪反应（Greenberg & Safran，1989）。

另一个策略就是换位角色扮演，即来访者会扮演一个有着跟自己不同信念的人物，而治疗师扮演一个具有适应不良信念的人；由来访者帮助治疗师培育替代性信念。有时在角色扮演前，治疗师需要先进行示范，尤其是当面对的患者是儿童时。治疗师会以言语阐明针对一个情境的各种解读，然后要求来访者模仿治疗师的行为。

基于逻辑实证和行为实验收集到的数据，得出更加基于事实

的替代性假设。例如，那个以为惊恐发作会带来致命危害的人可以
形成一种替代性认知——惊恐发作确实会引起一定的生理变化，但
这些变化并不会造成致命危害。或者，一个曾经将别人皱眉理解为
嘲笑的人，可以针对皱眉衍生出多种多样的解读，比如一种个人习
惯、疲劳、误会、对话之外的疑虑，或者是不同看法。除了表面层
次的自我评估之外（如，"那个人冲着我皱眉，那是因为我看起来
很蠢"），核心层次的信念或图示（如，"我还不够坚强，承受
不住更大的苦难"或"我是不可爱的"）也需要进行质疑，并最终
替换为机能相对正常的图示。来访者应该把治疗师教授的技巧尽可
能内化吸收，学会像经验主义者一样行事，收集一切可用的证据来
评估他们对既定情境的看法。他们要学会苏格拉底式提问，通过下
面这些问题对自己的反应不断探求本源（Newman，2003）：

- 我还能采取哪些理性的视角看待这件事？
- 有哪些事实证据能支持或驳斥我的信念？
- 继续现在这种看待事物的方式有何利弊，如果换个角
  度看又有什么利弊关系？
- 我可以采取哪些建设性的行为来应对我的观念？
- 如果有个好朋友也有这样的信念，我能给出哪些忠告
  呢？

通过练习，来访者学会对自身思维的过滤机制保持更多的有意
觉察，同时为了弥补不足，要适当地考虑他们周围环境中先前可能

被忽视的其他方面。

3. 自我指导训练

自我指导训练是由梅肯鲍姆（Meichenbaum，1977）提出的，他将埃利斯（1962）的非理性自我对话模型与自我监测的序列发展理论相结合，其中后者指的是儿童先以外部语言的方式控制自己的行为，尔后才能通过内部语言实现。在自我指导训练中，内部对话经过了一定的修改，囊括了问题解决方法和面向压力源的任务导向表述。自我陈述有四类：准备、面质、应对、强化。自我指导训练之初，要先训练来访者觉察出压力情境导致的情绪状态，而这种觉察可以作为一个线索，用于引导来访者启动适当的自我指导。然后，来访者要学习识别那些适应不良的自我陈述（如，"我处理不了这个"）。接下来，治疗师会演示适当的行为，同时以言语的方式就四个类别阐述有效的行动方案。具体而言，这个过程包括对任务所需材料的评估（如，准备），指引各个环节操作的自我指导（如，面质），强调自身能力以抵消顾虑的自我陈述（如，应对），对成功实施的外在自我强化（如，强化）。接着，来访者执行靶行为的同时，口头宣读自我指导话语，然后再以心中默念的方式练习靶行为。治疗师的反馈有助于确保建设性的问题解决方式和自我对话可以替代先前消极的认知评价。

4. 认知策略的适应证和禁忌

REBT、认知疗法和自我指导训练这三种治疗方法尤其适用于治疗这样的来访者——他们在看待自身、生活以及未来时，难以吸收积极体验。这些方法对由于错误信念而产生关于自身、世界或未来的非理性情绪和行为的人同样能发挥作用（Newman，2003）。当适应不良的行为、认知或情绪受到不良的强化模式所支撑（如，通过药物进行强化）或者个体明显欠缺某方面技能（如，自信果断）时，认知策略就不能在脱离其他行为策略的辅助下独自实施。

认知策略是与欧洲或北美文化中重视理性思维的这一价值观紧密结合的。正如海斯和金岩佐（Hays and Iwamasa，2006）所发现的，对认知、逻辑、言语技能和理性思维的重视会削弱其他文化中所提倡的灵性的价值。此外，认知策略还强调依从还原论分析事物因果关系。与此相反，亚洲的文化信念强调平衡（或者说阴和阳），重视从整体层面评价各种系统，关注事件的间接原因。因此，一个来自不同文化圈的来访者可能会从别的角度看待事物，而这种视角在北美或欧洲的治疗师看来，可能并不直接相关，这样就可能会影响治疗师实施认知重构这样的治疗步骤。另一个问题就是控制点，在北美或欧洲文化下倾向于强调内在因素大于外在因素的影响，而在一些亚洲文化中则强调外部因素大于内部因素，也就是说某些事件会被视为人力所无法影响的。所以，治疗师可能判断为"理性的一个结果"，或许会与来访者的信念存在冲突。

由于认知策略具有文化敏感性，这就要求治疗师对来访者所属文化的价值观和信念进行深入了解，而这些都可以通过完整的功能分析获取到。

应用

为了阐明认知行为疗法作为干预措施的多功能性和广泛的应用范围，下面介绍使用认知行为疗法治疗来访者的一些案例，涉及的问题有焦虑症、抑郁症、酒精滥用以及神经性暴食症。

焦虑症

第一个案例是应用认知行为疗法治疗焦虑症，具体来说就是惊恐障碍和广场恐惧症（e.g., Craske & Barlow, 2008），而实施认知行为疗法时为了与暴露疗法所依据的抑制性学习模型保持一致，细节有所调整。

莎拉患有无端恐惧症已经有几年的时间了。她不敢自己一个人独处，生怕独处时惊恐发作导致自己无法呼吸就死掉了。结果就是，她几乎不会独自一人出门，迫不得已而出门时，她就会携带一堆安全工具，比如抗恐慌的药物、周边医疗机构的电话和位置清单。

通过功能分析，问题浮出水面，那就是她对死亡的认知、对呼吸急促和头晕目眩这样的身体感受，以及避免独处的行为和对安全保障物品的依赖，这些因素相互影响，最终促成了恐惧和焦虑。另外，莎拉能够描述出最有可能发生这些问题的场景，比如她的丈夫外出旅行时（这时，她变得更加害怕独处），她感到疲惫时（这时，莎拉会更担心自己的呼吸急促）。

根据这一功能分析，治疗师先制订出了治疗计划。治疗之初，先教导莎拉认清恐惧和焦虑的本质，以纠正她对无端恐惧症会导致死亡的误解。另外，她开始自我监控每天的焦虑状态、惊恐发作，以及独处的时间。

　　暴露疗法聚焦于莎拉对某些身体感受的恐惧（如，呼吸急促和头晕目眩）。通过屏气练习、心脏活动练习、摄入咖啡因以及过度换气，让莎拉反复体验内在的感受，让她认识到呼吸急促和头晕目眩这些感受并不会导致严重的后果，它们是可以忍受的。这样的内在感觉暴露练习在设置练习时长时主要考虑的是挑战莎拉既有的预期（如，莎拉认为自己急促呼吸超过30秒就会断气，那么暴露练习时就要超过30秒）。另外，内在感觉暴露练习还会与其他因素相结合（如，在过度换气前摄入咖啡因，之所以如此是因为她认为咖啡因会对身体造成损害），并且形式多种多样（如，有时她要躺着做屏气练习，有时站着练习，有时喝含咖啡因的苏打水或直接喝咖啡）。这样的练习还会在缺少安全信号的情况下进行，例如独自在家或者疲惫的时候。同样，独处和离家出门的时间也会做灵活调整，通过反复体会这种感受，莎拉渐渐认识到这些感受并不会危及生命，即使她面对最恐惧的事情，并且没有携带她的安全物品（药物和紧急医护的联系方式）。这种暴露练习还会伴随大量机体活动，她要尝试在疲惫时独自离开家门，在丈夫出远门时进行练习，到陌生的地方进行旅行（不去追问医院诊所的位置）。另外，内感性暴露和机体活动暴露也会结合练习，比如在莎拉开车外出时练习屏气。每次暴露练习之后，莎拉都被要求总结自己的所学所感，讲述这一次经历是如何证伪了她的预期，以及她该如何在下一次的暴露练习时拓展探索范围。鉴于我们依据的抑制性学习模型，我们并不会辅导莎拉进行正式的认知重构，所做的只限于从暴露练习中汲取经验，鼓励她以新的方式看待呼吸急促和头晕目眩。最终，莎拉对呼吸停止的期望降低了，对独处的感受不再那么焦虑了，也就不再那么强烈地予以回避了。

为了预防症状复发，治疗师建议莎拉继续暴露练习，尽可能以不同的方式对先前感到恐惧的感受和场景进行暴露体验，坚持驳斥自己对消极结果的初始预期。另外，随着她会遇到新的场景或问题，她可以常常反思自己在先前的暴露练习中掌握的技巧，将所学尽可能应用到不同场景。

抑郁症

丹尼尔寻求治疗是因为抑郁情绪的反复发作，他觉得难以完成自己的工作、履行家庭责任，而且对生活的积极性和乐趣也普遍低下。正如杨、吕格、温伯格和贝克（Young, Rygh, Weinberger, and Beck, 2008）所阐述的，在应用认知行为疗法治疗抑郁症的最初环节，应当对患者重点讲解生活事件会影响积极强化资源的获取这一治疗的基本原理。对于丹尼尔而言，生活事件就是他和他的家庭搬到了一个新城市，这意味着他离开了长久相伴的朋友，并且新工作的收入也比以前少些。确诊的适应不良行为包括缺少运动锻炼，缺少与同事的主动沟通，缺少对新城市的探索。治疗师协助丹尼尔制订身体锻炼计划和到城市各个角落的探索远足计划，促使其进行更多的建设性活动。同时，利用确定问题、产生解决方法这些问题解决技巧来设计远足计划。锻炼和远足可以增加积极的强化，因为这些活动是令人愉悦的、能够掌握的。而且，锻炼也可以视为一种应对技巧，因为它分散对消极情绪的注意力，通过运动可以转移注意力，也就能打消抑郁情绪的恶性循环。此外，治疗师还帮助丹尼尔理解回避与同事的接触是如何导致他缺乏积极强化，并产生抑郁心境的。因此，治疗师和丹尼尔一起制订了与同事接触的计划，并在面询过程中先和治疗师一起通过角色扮演的形式进行了行为训练。

　　一旦丹尼尔的行为功能得到改善，注意力就要转移到认知的作用上，而与此同时行为活动继续进行。在交友问题上，治疗师帮助丹尼尔探究了适应不良图式的作用、对事件的错误评估，以及不现实的期望。对工作中具体事件的讨论有助于阐明丹尼尔的错误评估。据丹尼尔说，有一次，他的同事一起去吃午餐却没叫上他，这让他觉得他永远没法融入这个新群体。他不明白为什么同事竟不愿意花时间去了解他。这样的评估反过来又导致他宁愿独自坐在办公桌前吃午餐，而这让他更坚定地认为自己是一个无聊的、不讨喜的人。

　　治疗师帮助丹尼尔识别自己思维中的一些错误模式，比如单单从同事们吃午饭不叫他这件事中过度泛化解释，对信息选择性关注而忽略其他有价值的信息——他先前跟这些同事已经吃过几次午饭了。治疗师会协助他从其他方面看问题，形成一些更有建设性的自我评价，比如从其他的角度解释自己为什么在那一天没有被同事邀请聚餐。例如，丹尼尔意识到同事们离开办公室去吃午饭时他刚好不在座位上，这或许可以解释自己为什么没有被他们邀请。另外，丹尼尔还要收集与同事积极互动的事例，以此作为证据来否定他认为自己无趣又讨人厌的信念。

在进行认知策略学习的同时，还需结合行为实验法的行为策略。具体而言，丹尼尔要主动邀请他的同事共进午餐（不再是被动地等着他人来邀请），而且以多种多样的方式主动开展与同事的沟通。这时，作为治疗初期重点实施的行为策略，还能起到收集证据以证伪丹尼尔错误认知评价的作用。也就是说，他的身体锻炼和外出远足都可以作为有力的证据，用来否定他认为自己无法融入新环境的观念。通过学习这些技巧，丹尼尔的抑郁症状得以减轻，社会功能有所改善。

酒精滥用

戴维是一名中年男子，既有老婆也有孩子，但他却养成了过度饮酒的毛病，晚上和周末都会喝酒不止。他的妻子已经威胁过他，如果他再不能管住自己的饮酒行为就会离开他。在门诊时，用认知行为疗法治疗酒精滥用或酒精依赖（e.g., McCrady, 2008）通常都会先进行动机性访谈，即治疗师会以共情的方式，帮助戴维认识到酒精滥用行为会妨碍他的个人目标实现，比如健康、自尊以及作为一个父亲和丈夫的伟岸形象。治疗师协助戴维规划如何实现那些渴望的目标，比如身体锻炼，在晚上和周末与家人共度好时光而不是独自饮酒，并且治疗师通常还会鼓励戴维发挥个体能动性积极改变。坚决戒酒而非控制饮酒的目标最终得以确立（戒酒通常是首选的解决方案）。治疗师会与戴维订立行为契约，确保他每天都不会喝酒，同时还要坚持身体锻炼和参与家庭活动，这些行为会通过一组主要强化刺激和次要强化刺激进行强化。这些强化刺激包括观看电视上的赛事活动，吃喜爱的食物，积累代币以换取新的自行车（早些年戴维很喜欢骑自行车）。

　　通过对饮酒前后的感受、思维、事件和行为进行全面的功能分析，戴维饮酒行为背后的功能意义得以深入探寻。通常来说，戴维认为喝酒可以"释放压力"，无论是工作上的压力还是回避关于自己的消极感受。他认为喝酒会让自己感觉更好的信念促成了饮酒行为。另外，戴维很难与妻子沟通，他们之间经常争吵，这也使得他将喝酒作为"逃离"家庭环境的一种方式。治疗师教导戴维以节制策略控制刺激物（这意味着要将家中所有的酒移除），并且使用想象的方式（如，"与欲望同行"或者"攻击欲望"）战胜欲望，而且通过观察欲望确实屈服了来巩固学习。他对酒精的偏颇认知也会得到纠正，尤其是他对酒精作用的完全积极预期，所采取的方式就是将他以为的积极结果与实际的消极结果进行对比（如，与妻子争吵越来越多，健康状况下降）。另外，治疗师会协助戴维寻找饮酒的替代行为，这不仅可以将他原本花在饮酒上的时间和精力得到有效应用，还能成为积极强化的渠道。这些行为包括身体锻炼和已经约定好的与家人的共同活动。

　　下一步就是针对戴维在应对工作压力方面欠缺的技能进行专项技能培养。这些技能培养包括放松训练，对产生不必要压力的工作事件重建认知评估（如，认为自己会因为工作不到位受到批评），以及问题解决（例如，当日事的工作失误影响到戴维的工作绩效评估时，思考该如何与之沟通）。另外，治疗师鼓励戴维与妻子参与夫妻沟通技巧训练。

此外，治疗师还帮助戴维学会应对物质获得性线索，采取的方式是在治疗室内保持安全的情况下分层次呈现酒精线索，这样做是为了消除他对酒精的渴望反应。因此，治疗师在咨询会谈时将酒拿出来，通过反复呈现而又不能喝掉的方式，将酒的气味和视觉刺激作为条件刺激进行消退。同时，戴维还要学习在日常生活中如何面对酒精的技巧，也就是说学会远离家庭以外那些先前跟喝酒相关的场所，这就涉及进行自信心训练以抵御同伴施加的劝酒压力。这一过程主要是通过与治疗师进行角色扮演练习来实现。通过这些技巧的学习，戴维已经能够实现控制自己饮酒行为的目标，期间只有偶尔几次没管住。

神经性暴食症

珍妮是一名 23 岁的单身女性。在过去的 6 年里，她有着这样一个饮食模式：先是暴饮暴食，再以呕吐和泻药来清空肠胃，然后在一段时间内相对稳定地控制饮食。这种狂吃与排空的循环几乎每周会发生两次。

正如菲尔伯恩、库柏、沙弗兰和威尔逊（Fairburn, Cooper, Shafran & Wilson, 2008）所指出的，应用认知行为疗法治疗神经性暴食症通常包含四个阶段。在第一阶段，治疗目标是鼓励来访者参与治疗，对进食障碍而言，让来访者对治疗目标没有异议，单是这一点都很难达到。珍妮对治疗也是持有矛盾的看法，但她更担心这种饮食模式会影响她的健康和未来的关系发展，因此她能自我激励，坚定学习以改变这种狂吃与排空交替的行为模式。在治疗师的帮助之下，珍妮对自己的行为进行了功能分析：抑郁情绪和没有人"相伴做些事"激发了她的暴食行为，对身材、体重过分关注和控制导致了她的狂吃与排空，而节食、补偿性催吐和滥用泻药会激发下一次的暴饮暴食。经过这样的功能分析，治疗的基本原理也就顺理成章地得以呈现。自我监控也就成了第一阶段的当务之急，首先就是监控饮食习惯。确立了每周会面时称体重的约定，与之相伴的就是她在其他时间不能称体重，这样就可以对她频繁检查体重的行为进行一定的限制。治疗师也会讲解人的体重在一天内会自然波动这一科学事实，并辨析饮食与体重之间的谣言。治疗师为珍妮制订了一份每天三餐外加两次零食的就餐时间表，同时指导她不要再催吐和使用泻药（即，反应预防）。为了应对珍妮在正餐和零食之外偶尔萌发的饮食欲望，治疗师鼓励她参加一些拮抗性活动，比如社交或散步，并通过观察发现吃的欲望是临时的和过去式的。

认知行为疗法的第一阶段分8次面询，持续4周。第二阶段的治疗要求治疗师和患者共同回顾进步，并对第一阶段制订的计划稍加调整并继续实施。例如，珍妮已经尝试通过看杂志来转移自己对吃的欲望，但是杂志上偶尔会有关于食物的广告，这就使得她在非就餐时间又有了吃东西的欲望。因此，需要再确立转移饮食欲望的其他方式（如，解谜游戏）。认知行为疗法的第三阶段要解决的是珍妮对身材和体重的过度关注，而这一过程又可分阶段进行。治疗师协助她绘制了一个饼状图，每个扇形切片代表她生命中重要的一部分。珍妮留出的最大扇形，或者说对她而言最重要的是身材、体重和饮食。然后，治疗师对她过分看重身材和体重这一点做了点评，列举的事实有她会节食，对食物和吃花太多心思，频繁地测体重，而且对身材、体重和"发胖"思虑过多。下一步，珍妮被要求将生命中其他的重要事情列入行动计划，以便通过行动提升它们的价值。这意味她将要返回大学完成学士学位的学习和参加俱乐部结交新朋友列入行动计划。另外，对于珍妮的肥胖感受，解决方式是教导她发觉激发出这种感觉的触发器，即抑郁情绪。然后，学习使用问题解决策略应对消极情绪，避免继续从前通过过度饮食抵抗消极情绪的方式。

而且，治疗师还帮助珍妮认识到她节食的方式导致她对体重和身材的过度关注。这意味着她要直接处理节食行为，特别是与节食相关的一些规则要打破，因为正是这些规则造成了节食与暴食的持续循环。例如，珍妮过去因害怕失控或体重增加而刻意回避的一些食物（如，各种面包、意大利面、巧克力）要逐渐地开始摄入。

认知行为疗法的第四阶段也是最后一个阶段，重点要维持前面治疗中的变化和尽可能地降低复发的可能性。后者的目标实现通过教导珍妮认识复发的风险、早识别问题行为的重要性，以及如何依据治疗中学到的原则应对这些可能的情况。

来自一个病情反复的来访者的长期案例

玛丽亚女士29岁，患有严重的社交焦虑症和重度抑郁症。她之所以寻求治疗是怕丢掉工作，究其根源则是因为她逃避与同事的交流，以致无法按时保质地完成上级安排给她的工作。虽然玛丽亚出生在美国，但与她一同生活的父母是从墨西哥来的第一代移民，并且他们的英语说得并不流畅。玛丽亚的弟弟、弟媳以及他们的孩子与玛丽亚住在同一个街区，他们这个大家族的其他成员也大多居住在这里。她与她的家庭可谓是紧密联系在一起的。

玛丽亚自己报告的症状有：无法发起并维持与他人的交谈，不会寻求帮助，难以拒绝非理性的请求，不敢进入挤满了人的房间，不敢对他人讲自己的情况，不敢在会议上提问，以及难以在公共场合发言。她的这些问题情况大多发生在工作场合，以及任何一个陌生的社交环境。然而，在她的家里与家人共处时，她是能够自如交流并乐在其中的。玛丽亚也表现出一些抑郁症的反应，比如悲伤、精神不振、嗜睡，以及对未来感到绝望。她偶尔也会有自杀的念头，但那种想法基本上转瞬即逝，她并没有沉浸到自杀观念中。

她的社交焦虑症在儿童时期就已显现。在小学期间玛丽亚基本没什么朋友。她清楚地记得一些自己感到极其屈辱的事例，比如，她在学校操场上跌倒了同学们会嘲笑，她把个别单词的音发错了也会被嘲笑（在她就读的那所文化多元的小学里，嘲弄她的人大多是非拉丁裔的学生）。另外，由于她的左侧脸颊上有个显眼的胎记，她的社交焦虑症被进一步激发放大。她记得在童年时其他小朋友会盯着她看，并对她的胎记议论纷纷。而学校与家中使用的语言差异，更使得她在学校里的社交焦虑症愈发严重。由于她的父母英语说得不好，玛利亚等子女的家庭作业也就很少能得到他们的辅导。而玛丽亚对于寻求老师的帮助也会羞于启齿，这就使得她的学业不出色。在高中期间，玛丽亚与几个同学建立起了熟人类型的朋友关系，但从没有一个发展成挚友。她依然游离在社交场合的边缘，并且对自己的胎记还是十分在意。她通常会回避家族以外的其他社交场合。即使玛丽亚的父母很关心她的情感问题，但她并没有也绝不曾与人建立恋爱关系，最终，由于她依然与家庭保持紧密联系，父母也就不再为此担心了。

　　高中毕业以后，玛丽亚上了一所本地院校。她在学校里依然不开心，而且也很难交到朋友。她同样还需要挣扎于各种分数、考试，尤其是鉴于她回避教授和助教导致她与老师间的交往增加了障碍，学业困难也是在所难免的。因此，第一年之后她就退学了，转而在当地一家医院的病历建档部做了一名记录员。她的工作表现一直是起起落落；直到最近，玛丽亚的老板通知她，除非她学会与同事正常交流沟通并保证工作按时完成，否则就会被辞退。这时，在家人的鼓励之下，玛丽亚先向她的牧师寻求帮助，而牧师则推荐她到社区服务中心寻求心理健康治疗。

最初的诊断评估表明玛丽亚患有社交焦虑症和重度抑郁症。通过功能分析发现，她对任何会激发焦虑的社交场合，都会尽可能地回避。而当处于那种社交场合时，任何可能被解读为对她的外表进行嘲讽或心生厌恶的语言或非语言信号，玛丽亚都会做出过度反应。很显然，玛丽亚具备最基本的社交技巧，这一点在她能够与自己的家人、朋友自如交流上得以证实。然而，在那些家庭以外的场景，她的焦虑情绪会扰乱原本还算适宜的社交技巧。另外，她对自己的交流能力缺少一定的自信。

就对自己的认知评价而言，玛丽亚认为他人会嘲笑她或觉得她很无趣。而且，她对于自己脸上的胎记十分在意，认为别人正是因为胎记才将她看作丑陋、恶心的。她的核心信念是没有人会喜欢她，对此的"坚信"则源于亲密朋友或恋爱关系的缺失。就生理反应而言，当得知要进入工作中的社交场合或不熟悉情境中时，她会表现出流汗不止、心跳加速以及呼吸急促等反应。反过来，她又认为自己身上的这些反应对他人昭然若揭，成为别人嘲讽她的另一笑料。

在行为上，玛丽亚不仅对家族以外的各种社交场合予以绝对回避和拒绝参与，她身上还有许多意味着有意回避的小动作。她很少与人进行直接的眼光交流，并且在与人交谈时会把脸侧过去，以使得胎记不那么明显。通过这些回避行为减少了相应的急性焦虑情况的发生，这反过来对回避行为进行了负强化。而她始终可以继续"保持与家人的亲近"，这对回避行为进一步促成了正强化。另一方面，这一系列外显的和相对含蓄的回避行为还会验证玛丽亚对别人如何看待自己的负性预期，这又促成了更多的回避行为。她的回避行为和消极认知引发了她的抑郁情绪，进而又反过来降低了她参与社交场合的动机。最后，她持续游离于社交场合边缘并且无法与他人进行眼神交流，使得她周围的人感到不舒服，以至于她的同事已经放弃与她进行沟通的努力。这样一来，她会将他们的行为视为自己不被喜欢的证据。

在第一次会面时，治疗师通过访谈和基于自我陈述问卷调查的评估完成了基本的功能分析。在第二次会面时，治疗师以玛丽亚的行为为例回顾了上次的功能分析情况，并依托传统的认知行为疗法模型，向她说明治疗的基本原理。

治疗师： 我注意到你有意地侧身而坐，将脸上没有胎记的那一侧朝向我。这样坐会让你感到更舒服吗？

玛丽亚： 是的，这样你就不必看我脸上的胎记了。

治疗师：如果我看到你的胎记，你认为会发生什么？

玛丽亚：我不知道……我认为那会让你不舒服并且感到恶心吧。

治疗师：那么，让我们换个角度想想，比如思维、行为、感觉之间是会相互影响的。你认为我会对你厌恶的这一想法，促使你侧身而坐以避免我看到你的胎记，而这样做可以减弱你的焦虑情绪。

玛丽亚：是的，这是我唯一能做的。

治疗师：我知道这样做对你当时是有所帮助的。然而，我好奇的是这样做会对你带来怎样的长期影响。

玛丽亚：我不知道你想表达什么意思。

治疗师：现在，你认为他人被你的胎记恶心到了，所以你才转身而坐。如果你能大方地展现你的胎记……你就能确定别人是否真的对此感到厌恶。

玛丽亚：但我能记得小时候别的孩子嘲笑我的胎记时是那么的可怕。

治疗师：对于那时候还是小孩的你，我想那感觉一定十分难受。但我的疑问是你怎么能确定那时小孩们对待你的方式就能代表现在其他人也会这样对你。而你现在将脸背过去，就永远不会知道别人的真实反应或者说也就不知道该如何应对。

在治疗之初，治疗师会先讲解治疗的基本原理，强调玛丽亚应学习一些技巧以培养更加积极而有益的思维方式，并用主动接近社交场合的行为替换回避行为。接着，玛丽亚要学会自我监测，对自己因预知或进入一个社交场合时变得焦虑的情况予以准确记录。关注的要点是：她自己做出的具体认知评价和社交场合中激发其进一步焦虑的特定刺激线索（例如特定的面部表情，交谈中的沉默）。她的回避行为也需要进行监测，这不仅要紧密关注外显的回避行为，还需要留心内隐的回避行为，尤其是那些看似无关的事情，比如她试图隐藏自己的胎记。治疗师鼓励玛丽亚要以自身问题的研究者的态度仔细收集这些信息。另外，他们共同制订了一个社交场合的问题清单，这将会是治疗过程中各种练习的靶向目标。治疗的重点集中在工作中的社交场景，因为玛利亚的老板要求她必须提升工作中的沟通能力，否则就会丢掉工作。另外，治疗师和玛丽亚一致认为只有在工作场景中能够游刃有余地处理人际沟通时，才可以着手处理不熟悉的社交场合，同时家庭的强化模式也会随之一并处理。

下一步，治疗师教会玛丽亚一些矫正性呼吸方法，用于帮她应对社交场合下的焦虑情绪。她先在家中独自进行这些练习，然后在相对不那么专注于呼吸本身的情况下进行练习，比如开车的时候。接着，每当她在工作中接听一个电话或者同事向她走来时，也都应用这些呼吸训练。最后一步，就是在她按照问题清单的情境进行专门的暴露式练习时也要应用呼吸训练。

接着，治疗进入认知重构阶段，治疗师会与玛丽亚讨论焦虑性思维中常见的错误解读，比如对负性事件发生的可能性过高估计，对负性事件意义的灾难化思维。治疗师鼓励玛丽亚使用自我监测的方式找到每种错误类型的具体事例，然后教授她使用实证的技巧，使其能够以更加基于事实的思维方式取代原本扭曲的思维方式。

> **治疗师**：那么，在你的自我监测记录表上写道，当你走进工作场所的咖啡间时，每个人都看到你在流汗，而且他们认为你是令人作呕的。为什么你会这样想呢？
>
> **玛丽亚**：这个，只是我自己觉得很不舒服，所以，我确定他们会注意到我并且那样看待我。
>
> **治疗师**：所以，是你的感觉让你这样想？那在当时那个情境下发生了什么呢？
>
> **玛丽亚**：什么也没发生。有个人递给我一个咖啡杯，然后我给自己倒了些咖啡，在角落里站了几分钟，就那么安静地听着别人的谈话。
>
> **治疗师**：那么，其他人是否有做出什么举动来表明他们厌恶你？
>
> **玛丽亚**：没有，他们只是不停地在说话。
>
> **治疗师**：所以，这对你的想法有什么影响吗？
>
> **玛丽亚**：也许是我太早下结论了——也许只是我片面地认为他们会感到厌恶，而没有想到其他可能性。
>
> **治疗师**：那么还有其他可能性？
>
> **玛丽亚**：我的意思是我很难相信这一点，但我猜想可能是他们根本不在意我在流汗，或者说可能他们根本没注意到。

　　治疗目标就是将玛丽亚的思维倾向从总是"期待"被拒绝和被嘲笑，转向认为社交拒绝和嘲笑并不会像她预期的那样发生得那么频繁。正如 Organista（2006）所倡导的，针对西班牙裔或拉丁裔的来访者实施认知疗法时需要做些调整，对于玛丽亚而言，治疗师会鼓励她从"半事实"的思维模式转向"全事实"的思维模式，或者在每次做出消极评价之后都紧跟着换个角度的评价，类似于看到"硬币的另一面"。另一个治疗目标就是鼓励玛丽亚掌握暂时性消极社交互动的应对技巧，这样，负性事件就可以不像她原以为的那样对其造成严重影响。治疗师还会发起关于其他人是如何看待暂时的社交否定或尴尬的理性讨论，以帮助玛丽亚对这类事件从别的角度进行思考。

治疗师：让我们想想其他人会如何看待交谈中的暂时沉默。

玛丽亚：我能想到的就是他们会感到尴尬，而对于导致这种场面的我，他们会很气愤。

治疗师：好的，这也是一种可能，但他们可能还会想什么呢？想一想那些没有你出现的场合，人们也会有停顿的情况，那时，他们可能会怎么看这件事呢？

玛丽亚：嗯，可能那也会挺尴尬的，但他们应该不会生气吧。

治疗师：对的，还有呢？

玛丽亚：可能发生的次数太多，大家习以为常了。

治疗师：也是一个不错的可能猜想，还有别的吗？

玛丽亚：他们可能会责怪自己，而不是其他人。

治疗师：所以，你可以看到对于同一个情境，我们可以有多种
方式来解释。哪一个解释对你最有帮助呢？

剩下的问题就是玛丽亚担心，"如果有人真的厌恶我呢"。治
疗师会帮助她直面这种可能并且发展出相应的应对策略。治疗师通
过角色扮演的方式引导玛丽亚进行练习，如果有人的某些举动暗示
着对她厌恶，她该如何从行为上做出反应；如果有人明确地表现出
厌恶情绪，她对这一现象该如何从多种角度进行可能性解释。

治疗师：现在，让我们花点时间来讨论下最坏的情况。想象下
出门在外，有个人看到了你的胎记，并且脸上表现出了
对你厌恶的表情。让我们想想你该如何应对这一问题。

玛丽亚：我就只会觉得很可怕，而且想尽可能快地找个地方躲
起来。

治疗师：这是一种应对方式，但正如先前我们讨论的，这样躲
起来的最终结果是什么呢？

玛丽亚：我只会变得越来越害怕。

治疗师：另一种可能的应对方式是什么？在那种情境下你能说
什么或做什么吗？

玛丽亚：嗯，我可以不去看那个因为我的外表而明显对我厌恶
的那个人，转头看向其他人。

治疗师：是的，还有吗？

玛丽亚：我可以告诉他不要再盯着我。

治疗师：是的，你可以。还有呢？

玛丽亚：我可以告诉自己那个人是卑鄙的，并不是每个人都像他那样看待我。

治疗师：很好，现在你看到了，即使在最困难的情境中，仍有多种处理方式。

这时，玛丽亚的眼泪夺眶而出。她讲了读小学时发生的一件事，她发现一群孩子瞅着厕所墙上的涂鸦文字在笑；后来她抽空过去想看看上面写的是什么。那是关于她的一些话，说她又丑陋又畸形。治疗师鼓励玛丽亚详细描述整个场景，从开始到结束，以及她的想法、感受、行为。通过这样做，治疗师将治疗模式暂时调整为基于暴露疗法的，帮助玛丽亚直面创伤性记忆，整个过程中对玛丽亚的不幸给予事实性肯定与支持。

在接下来的一周里，治疗师要求玛丽亚每天都写下对这件事的创伤性体验，促使其继续直面这一事件的相关记忆。这样做对她很有帮助，并且使得她更容易参与后续的治疗。

接下来就是大量的角色扮演和行为训练，为的是促使玛丽亚将习得的言语和非言语社交技巧应用到工作中的相关情境。在她的问题清单中列出的情境包括向同事提问，同事间的问候，会议中为了澄清信息的提问，向同事寻求帮助，向老板提问。借助于治疗师的强化和反馈，应用角色扮演和行为训练技术协助玛丽亚塑造有效的行为。起初，玛丽亚在做这些尝试时也很困难，但经过持续的练习和反馈，她变得更加从容。练习的内容之一就是学会应对各种各样的外界反应（如，应对他人做出的消极反应和积极反应）。另外，与她所列问题清单中每个情境相关联的种种行为举措也都会进行训练，如直接的眼神交流和不再遮掩她的胎记。最后，治疗目标提升为玛丽亚能够与他人进行眼神对视而不转过脸把胎记隐藏起来。玛丽亚与治疗师一致认为只有达成这一目标，她才有可能培养出更加适应良好的认知评价机制，并真正地意识到其他人并不会像她以为的那样对其感到厌恶，而且她才有机会切实地磨炼自己如何应对社交中偶然出现的不舒服或尴尬，如当其他人确实盯着她的胎记或者表现出反感时。每次面询进行完角色扮演的练习后，治疗师都会再安排一个家庭作业的练习，要求玛丽亚尽可能地完成真实的社交互动，期间可借助呼吸训练和认知技巧来应对焦虑。

　　几周之后，出现了一个明显的现象，那就是玛丽亚动机不足、易疲惫的抑郁症状会影响家庭作业的完成。这一问题可借由功能分析加以确认并解决，具体方式就是帮助玛丽亚认识到正是逃避（即使是因抑郁和低动机所致）促成了她对自己的消极评价，而且她以为的别人会如何对待自己的方式也是拜逃避所赐。治疗师与玛丽亚沟通借助行为激活提升自我效能和激励作用，并且对能够发挥积极强化作用的活动进行确认。玛丽亚对绘画有兴趣，然而即使她有自己的绘画工具，却也有些日子没有画了。因此，治疗师与她约定她每周至少进行两次的独自绘画，而选定的绘画时间要避免与她应履行的家庭责任发生冲突。下一步则是基于问题解决策略处置疲劳问题，方式是治疗师协助玛丽亚确定一天中她最有可能完成她的暴露疗法式家庭作业的时段。直至此时，玛丽亚还倾向于拖延，将暴露练习一直拖到一天里的最后时刻（这也是逃避的一种形式），而这也是她最疲惫的时刻。所以，治疗师鼓励她要在一天的早些时候完成家庭作业（比如，向同事寻求帮助或者发言）。

另外一个障碍是玛丽亚倾向于低估自己取得的进步。经过暴露疗法的练习之后，她并没能以一种建设性的方式评价自己的学习成果，她倾向于认为他人仅仅是对自己表示同情才给予积极回应的。

治疗师：那么，这周练习得怎么样？

玛丽亚：还行吧，我今天早上请求一个同事在上班的路上捎带着我，然后糟糕的路况使得我们进行了一次长达 10 分钟的对话。

治疗师：那太好了，做得很棒！玛丽亚：我不知道……我认为他只是因为交通状况感到抱歉，才滔滔不绝地讲个不停。

治疗师：也许吧，这也是他行为背后的一种可能性解释。使用我们学习的认知技巧，对于他的行为你还能想到别的原因吗？

玛丽亚：我很难相信他真的只是想和我聊天，但也许他确实是这样的。

治疗师：这次谈话中有哪些积极的方面吗？

玛丽亚：我会笑了，在他讲话时我在看着他，然后他也笑了。

治疗师：那么，这对你意味着什么？

玛丽亚：嗯，没什么。我必须明白那个人并不像我想的那样对我不屑一顾。

治疗师：这就对了，继续在社交场合练习交流会帮助你更好地意识到这一点。

当整个治疗进入中期的时候，玛丽亚的家庭作业是请求同事在某一具体工作项目中给予帮助。同事的回馈反应被玛丽亚解读为对自己的不屑一顾。玛丽亚也觉得寻求帮助会让自己像个傻瓜，而且她担心同事会因她的拙劣表现而对其心生厌恶。在经历此事后，她变得沮丧低迷。

治疗师不仅很重视认知解读在应对明显的回绝时发挥的作用，也强调将偶然社交拒绝看作正常社交互动的一部分并加以应对的重要性。行为训练和角色扮演技术可以从认知到行为上练习应对消极社交互动的各种方式。此外，治疗师鼓励玛丽亚在手头工作相对适宜的时候继续寻求同事的帮助，这样她就可以收集更多真实的反馈信息，认清被拒绝的可能性并学会应对他人消极回应的方式。这些新的经验多是更加积极的，而且可以抵消先前那个消极反馈的影响。

一旦玛丽亚对工作中的社交场合能够相对熟练应对的时候，她与治疗师都一致认为是时候去挑战陌生环境的社交场合了，比如参加一个绘画学习班或者运动训练课。想要开展这些练习，绕不开的一个问题就是她与家族之间的紧密联系，而且她的家人期望她能出席每一次的家族集会，并且每次外出时都由一名家庭成员陪伴。即使会激发焦虑情绪，玛丽亚还是认识到学会应对家族以外的社交场合是十分重要的。治疗师鼓励她以自信果断的姿态向家人解释与他们保持一定距离的重要性，尤其是这样做有助于提升她跟异性约会的机会——她父母最期望她能去做到的事情。玛丽亚会与治疗师进行角色扮演，练习如何以礼貌而又坚决的方式与父母沟通。例如，在以不卑不亢的姿态请求独自外出购物之前先申明一下观点，比如："恕我直言，妈妈，我需要学会做自己。"另外，玛丽亚的兄弟在这一点上十分支持她，也会帮她练习以一种恭敬有礼的方式同他们的父母交流。

经过 20 周的治疗，玛丽亚在与同事交流互动方面已经取得了一些成就，而且她开始适应不熟悉的社交场合。她感觉自己学会了一系列的社交场合沟通技巧，并且能够对脸上的胎记不再那么在意。当她进入社交场景时，脑海中首先闪过的念头仍然是别人会觉得她丑陋或者无聊，但是她已经能够逐渐从实际行为中收集证据对抗这些念头了。一些同事对她的变化有了积极反馈，她现在能同他们一起吃午餐了。另外，作为治疗目标清单中的一部分，玛丽亚已经能做到每隔两周同老板见一次面，从他的视角检查自己的进步成果。老板通常会肯定她已取得的社交技巧，而事实证明这样做对她很有帮助。

此外，玛丽亚报名参加了一个绘画班。在那里，她与班上的一位同学有了初步的交流，并且尝试着在课堂内外与那个人进行更深入的交流。她的抑郁情绪已经缓解，并且对未来有了更多积极的期待。在玛丽亚弟弟的帮助之下，她的父母对其按照自己意愿行事、适当脱离家庭的请求也予以支持，更重要的是这些尝试并不妨碍玛丽亚继续愉快地参与家族活动。玛丽亚在一些方面还需要多加练习，但是她已经做出了很大的进步，并且有信心继续提高改善。

应用这一疗法所面临的障碍或问题

正如杨（Young，1990）所指出的，认知行为疗法的成功应用得益于若干因素：来访者对自己的感觉、思维以及可以明确的目标问题有清晰的认知；能够与治疗师快速建立合作关系，但治疗师与来访者的关系本身并不需要成为治疗的主要焦点；来访者的思维、感觉以及行为可以通过实证分析、逻辑论述、实验法以及行为练习进行矫正。因此，以上这些因素遇到一丝阻碍都有可能妨碍最终认知行为疗法的成功应用。

正如其他心理疗法一样，大量的实证研究表明治疗开始前来访者呈现出的问题越严重越复杂，认知行为疗法的应用效果相比常规水平就会越差（e.g.，Haby，Donnelly，Corry，& Vos，2006）。然而，矛盾的结果也是存在的，并且有关治疗效果的预测因素和调节因素的研究仍处于一个初期阶段（Schneider，Arch，& Wolitzky-Taylor，2015）。尽管如此，有若干研究已经表明在用认知行为疗法治疗抑郁症方面，病症越严重、患病周期越长则治疗效果越差，而在认知行为疗法治疗焦虑症方面，情绪稳定性越差则治疗效果越差（e.g.，Wolitzky-Taylor，Arch，Rosenfeld，& Craske，2012）。另外，与人格障碍共病也会削弱认知行为疗法对焦虑症和抑郁症的治疗效果（e.g.，Fournier et al.，2009; McCabe & Antony，2005），然而，矛盾的结果依然是存在的（see Schneider et al.，2015）。在这些研究中，差的结果并不意味着没有治疗效果，只是症状的改善没那么显著。下面我们来分析下最初问题的严重性和复杂性为什么能对治疗效果产生消极影响，以及可能的补救措施。

　　最初问题的严重性和复杂性之所以能够制约认知行为疗法发挥作用，第一种可能是它减少了个体的可用资源，使其没有足够的精力参与认知行为疗法的治疗过程。换句话说，学习新的思维方式和行为方式是需要付出努力的。即使对没有心理障碍的人而言，学习新的认知评价策略也是很难的，因为我们都会倾向于选择性关注那些符合我们信念的刺激和信息，忽视或者轻视那些与观念相左的信息。当处于高压环境时，对信息选择性关注的倾向会更加强烈。换言之，在非常时期，人们更有可能依靠认知捷径做决定；而扭曲的思维模式就是这样的认知捷径。像注重实证结果而忽视以往"经验"的这种信息加工新模式需要耗费极大的心力来培养，而这个过程会被巨大的环境压力所阻断（e.g., Ford & Kruglanski, 1995）。学会以一种不同于以往的方式去行事、思考并面对困难情境是需要花费更大精力的。可是，这种心理资源的支出正是认知行为疗法应用实施所必需的。因此，极度的痛苦和压力都可能阻止个体参与认知行为疗法的治疗过程，这也许就可以解释为什么最初问题的严重性和复杂性、共病问题、生活压力源以及人格障碍这些因素会削弱个体对认知行为疗法的反应。

　　个人心理资源的有限可以通过放慢认知行为疗法的实施节奏来解决。另外，也可以采取一些方式提醒个体使用应对技能，比如将如何进行基于实证的思维以摘要提示的方式写在卡片上。工作簿也是一个有效的工具，可以持续性地提醒个体使用认知策略和行为策略。对家庭作业进行更深度的规划并且对练习取得的成就进行强化也能产生一定的帮助。此外，重要他人和社区支持也可以"利用"起来，为来访者在家庭环境中练习认知与行为技巧时给予鼓励。对伴有高强度的生理应激的来访者，放松技术也是每次会面之初一个有效的开场方式，有助于促进来访者在会面剩余时间内集中注意力并提升学习效果。另外，问题解决策略的学习可以用于处理不断出现的生活压力源。

最初问题的严重性和复杂性之所以会削弱认知行为疗法的治疗效果，第二种可能就是当我们尝试处理认知与行为功能失调的某一具体问题时可能会被个体身上的其他功能失调问题所阻挠。例如，对同时患有某种人格障碍和焦虑症的来访者，当以认知行为疗法尝试处理焦虑症时就可能被人际沟通方面的问题所阻断。通常来说，认知行为疗法是非常重视实施程序的，直接指向具体的问题领域。然而，它的这种问题聚焦特性可能使它在处理更加复杂的问题时不如那些"广角"聚焦的疗法更有效，尽管这种观点仍需实证验证。针对一系列相互关联的消极情绪、消极认知和行为制订联合统一的认知行为疗法治疗方案，可能是一种可行的解决方案[1]（Farchione et al.，2012）。还有一种解决方案就是同时提供多个聚焦单个问题的认知行为疗法治疗方案，比如将针对焦虑症治疗和抑郁症治疗的两个认知行为疗法治疗方案同时应用实施。然而，初步的研究表明这种双重聚焦的方案可能最终会分散认知行为疗法的整体优势（Craske et al.，2007）。为了处理复杂而严重的问题，另一种替代

---

[1] 相对聚焦专项问题的认知行为疗法协议而言，联合和统一的认知行为疗法协议还并未进行全面的测试检验。——译者注

性方案就是将认知行为疗法与精神治疗药物结合，尽管这种结合治疗方案并非没有问题，但尚可一用，本章随后会展开说明。

　　第三种可能就是，最初问题的严重性和复杂性可能会降低个体的参与动机，影响认知行为疗法治疗方案中的某方面活动或是各方面的活动，其中就包括家庭作业。参与治疗就意味着参与治疗方案的制订，主动学习行为策略和认知策略，以及最重要的一点就是将所学付诸实践。如前所述，家庭作业练习是影响治疗效果的一个主要因素，而较低的动机很有可能会削弱家庭作业的依从性，并妨碍认知行为疗法的最终疗效。参与动机可能受到多种因素的影响，其中就包括那些需要治疗解决的病症本身所固有的问题。例如，抑郁心境患者所特有的低动力和低自我效能，可能会削弱来访者参与认知行为疗法治疗的动机或积极性。同样，涉及药物滥用、神经性厌食症以及其他类似障碍，来访者对转变本身就持有矛盾心理，这也会降低参与认知行为疗法治疗的积极性，因为参与治疗会与适应不良的行为在心理资源上形成竞争关系。例如，在治疗患有分离焦虑症的儿童时，父母只关注问题行为，而并不关注其他行为，这可能会在不经意间强化了分离焦虑，并因而干扰对认知行为疗法治疗方案的参与积极性。类似地，来访者的过度焦虑会妨碍身边承担日常家庭责任的重要他人，让他们无力完成家庭事务，由此造成的影响反过来可能使得重要他人无意间强化来访者的焦虑，并最终降低参与认知行为疗法的动机。

　　对于信念矛盾的情况，动机性访谈可以作为一种解决方式（W.R.Miller& Rollnick, 1991），并且还可以用行为契约提供外部强化，鼓励来访者参与认知行为治疗。另外，如果重要他人提供的强化与认知行为疗法的治疗目标相违背，那么重要他人也应该纳入治疗过程中。这一点在将认知行为疗法应用于儿童问题治疗时尤其重要，因为儿童群体的治疗大部分会涉及父母行为的训练，以便让父母将其对儿童身上适应良好的行为的强化最大化，以代替与此相关的适应不良的行为（e.g., Barrett, Farrell, Dadds & Boulter, 2005）。将重要他人融入治疗的方方面面，这就涉及关注来访者身上的焦虑行为和非焦虑行为的强化模式，这一方式在将认知行为疗法用于成人焦虑症的治疗时也是能提升治疗效果的（e.g., Cerny, Barlow, Craske & Himadi, 1987）。

有可能影响参与动机的其他因素还包括对病因学及相关治疗过程的普遍信念，而这些信念可能与认知行为疗法的理论和原理背道而驰。对认知行为疗法基本原理的认同程度越高，治疗效果越容易显现，总体效果也越好（e.g., Addis & Jacobson, 2000）。例如，如果个体认为是"潜意识冲突"导致了当前的问题，那么个体参与认知行为疗法的积极性就会被阻碍。教导来访者认识到意识觉察下的认知与行为的作用，也可能提升来访者参与认知行为疗法实施的积极性，如果能够结合来访者自身的实际经验做案例，提升效果更加明显。

将认知行为疗法与精神治疗药物联合应用时，也可能会存在信念相互冲突的问题。认知行为疗法的核心旨在教授自我控制技能以改变适应不良的认知和行为，这一点很明确。而使用精神治疗药物可能会促使来访者认为是体内的神经化学不平衡导致了问题，这样一来就可能使来访者轻视将认知行为疗法作为治疗方法的价值。与之相应的实证研究发现，对于患"自由漂浮"焦虑症的两组人员，只接受 EMG（肌电图）生物反馈而不借助药物的患者要比那些额外服用安定的患者会更经常练习放松训练（Lavallée，Lamontagne，Pinard，Annable，& Tétreault，1977）。另有研究表明，之所以将认知行为疗法与药物结合应用时的效果并不如单独应用认知行为疗法，可能的原因之一就是来访者将治疗成效归因于药物作用而非个人的努力。换言之，病人在服用抗焦虑药物的同时进行暴露治疗或放松训练，使得病人会将治疗效果归因于药物，这就预示着后续会伴有戒断症状和问题复发（Baş‚oğˇlu et al.，1994）。这种归因效应是可以抵消的，方法就是在药物治疗前的一线治疗方案中优先使用认知行为疗法，并且在后续药物停止后添加认知行为疗法巩固疗效。通过这样做，症状改善就更有可能被视为认知行为疗法的作用，因此也就能鼓励来访者积极地参与认知行为疗法治疗，并且降低撤销药物治疗后复发的可能性。

　　最后，认知行为疗法的应用实施还可能面临文化障碍。正如本文所指出的，一个完整的功能分析应该考虑到文化因素对问题行为、情绪或思维的影响。此外，在设计和实施认知行为疗法时是需要考虑文化背景和相关限制因素的。认知行为疗法这种方式的治疗方案几乎完全贴合了欧洲和北美文化的价值观，它们强调改变、开放地暴露自我、独立自主和理性思维（see Hays &Iwamasa，2006）。而这些价值观通常与亚洲人、拉丁美洲人、阿拉伯人、非裔美国人及其他文化族群中根深蒂固的价值观相违背，如和谐、家庭和灵性等。因此，从跨文化应用角度看，认知行为疗法实施时应该主动识别这些文化因素的影响并相应地调整治疗策略。正如下一章所呈现的，实证研究表明这些依据文化因素所做的调整是必要而有效的。

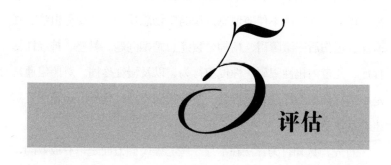

5 评估

CHAPTER FIVE

　　认知行为疗法（认知行为疗法）是得到实证支持最多的心理疗法。有关其治疗效果的元分析报告通常不仅把本质上属于认知疗法的案例纳入，还会把实质上偏向于认知行为疗法的案例也纳入分析。有一篇综述，将 16 个研究认知行为疗法治疗效果的元分析报告进行再次汇总（Butler，Chapman，Forman & Beck，2006），其中涉及的主题有：成年人单相抑郁症、青春期单相抑郁症、广泛性焦虑症、伴随或不伴随惊恐发作的广场恐惧症、社交恐惧症、强迫症、创伤后应激障碍、精神分裂症、婚姻问题、易怒、神经性暴食症、儿童内化性障碍、性侵犯行为，以及慢性疼痛。对照组通常是不进行任何治疗或者只接受一些非指向支持性辅导。这篇研究综述的具体结果如下。

　　首先，认知行为疗法在治疗一些心理障碍方面是卓有成效的，如成年人单相抑郁症、广泛性焦虑症、伴随或不伴随惊恐发作的广场恐惧症、社交恐惧症、创伤后应激障碍，以及儿童焦虑症、抑郁症，相比非治疗组、等候治疗组或安慰剂对照组，认知行为疗法治疗组的平均效应量可高达 0.95（SD=0.08）。在认知行为疗法治疗焦虑症方面，诺顿和普赖斯（Norton & Price，2007），以及赫尔曼和史密斯（Holmann & Smiths，2008）各自进行的元分析研究也发现了同等的效应量。就所有心理障碍而言，认知行为疗法都至少要比非治疗或支持性安慰要有效得多。值得关注的是，治疗期间的沟通频次与时长，个体治疗或群体治疗的形式差异，这些因素都与治疗效果无关 Norton & Price，2007。此外，另一个元分析报告针对采用阳性对照组的研究进行分析，发现在治疗抑郁症和焦虑症方面，认知行为疗法优于备选方案，尽管在这一分析报告中并没有涉及其他心理障碍（Tolin，2010）。

巴特勒（Butler）和同事（2006）则进一步证实认知行为疗法对治疗神经性暴食症（平均效应量=1.27，SD=0.11）是极其有效的，尤其优于药物疗法。另外，认知行为疗法可以辅助提升药物疗法治疗精神分裂症的效果。而在处理婚姻问题、易怒、儿童躯体化障碍以及某些慢性疼痛这些问题上，相比于对照组，认知行为疗法可以取得中等效应量（平均效应量=0.62，SD=0.11），然而认知行为疗法治疗性侵犯行为的疗效相对较低（效应量=0.35）。从那时起，大量的元分析确认了认知行为疗法的有效性，相较于非治疗或常规手段治疗，它可以有效地用于治疗多种多样的个体心理障碍。这些案例具体包括：认知行为疗法治疗精神病阳性症状和社交技能训练，尤其是治疗精神病阴性症状（Turner，van der Gaag，Karyotaki & Cuijpers，2014），行为激活治疗抑郁症（Ekers et al.，2014），认知行为疗法治疗肠道易激综合征（Li，Xiong，Zhang，Yu & Chen，2014）及其他慢性疼痛问题（Richmond et al.，2015），以及认知行为疗法治疗注意力缺陷多动障碍和对立违抗性障碍（Battagliese et al.，2015）。

使用认知行为疗法治疗焦虑症和抑郁症时，对于老年患者的治疗效果似乎不如中年人或者儿童、青少年群体那么有效（e.g.，Kraus，Kunik & Stanley，2007）。然而，在治疗老年期抑郁症方面，认知行为疗法仍然要比常规疗法更加有效（Laidlaw et al.，2008），而且还有一项元分析报告发现在治疗老年期焦虑症时，认

知行为疗法的治疗效果要优于等候治疗组和阳性对照组（Gould,
Coulson & Howard, 2012）。

通常来说，认知行为疗法的治疗效果可以在6~24个月的随
访周期内继续保持（e.g., Butler et al., 2006; Haby, Donnelly,
Corry & Vos, 2006; Norton & Price, 2007）。巴特勒和同事（2006）
发现有足够多的证据表明认知行为疗法在治疗以下心理障碍时的
效果是可以长时间保持的，如抑郁症、广泛性焦虑症、惊恐症、社
交恐惧症、强迫症、性侵犯行为、精神分裂症，以及儿童内化性
障碍。认知行为疗法在治疗抑郁症和惊恐症方面的长期效果尤其稳
定，治愈后复发率几乎只是药物疗法的一半。

然而，一些症状复发和治疗无效的情况确实存在。针对此类
情况的研究大多数是以认知行为疗法治疗抑郁症为例的。有一项调
查研究专门针对认知行为疗法治疗抑郁症之后的复发率进行了元分
析，发现在停止认知行为疗法治疗之后的一年内复发率为29%，两
年内复发率为54%（Vittengl, Clark, Dunn & Jarrett, 2007）。值
得注意的是，这些数据仍然要比药物疗法中止后的复发率低，而且
相比其他疗法，继续应用认知行为疗法可以有效地减少复发率。多
布森及其同事（2008）的研究也验证了这一结论，他们发现相比药
物疗法，认知疗法在中止后随之的复发率更低。到目前为止，针对
其他病症应用认知行为疗法后的复发率情况更加缺少深入的研究。
据报告指出，就焦虑症而言，在青少年中的复发率是40%（Ginsburg
et al., 2014），而患有惊恐障碍的成年人在中止认知行为疗法治
疗后一到两年的时间里复发率是5%~30%（Heldt et al., 2011; van

Apeldoorn et al., 2010）。可以明确的是，关于病症复发的规律、认知行为疗法后续的治疗方法探索以及复发后如何补救等这些问题还需要进行更多的研究。

在非研究条件下，有关复发和无效的报告虽然数量不多，但结论已不如研究条件下那么乐观。尤其是有一篇针对自然环境下研究的综述报告发现，对于多种多样的心理障碍而言，短期的认知行为疗法治疗后长期效果有限，通常疗效维持在治疗后的2~14年（Durham et al., 2005）。例如，在有关焦虑症的研究中，64% 的受访者在后续跟踪随访中表示再次接受过临时治疗。对于认知行为疗法在现实环境下的治疗成效不如研究环境下那么成功这一点，究竟是因为患者人群的本质差异（即他们可能比那些参加研究实验的病人病情更严重或更复杂）还是因为现实环境下应用实施时不像实验控制环境下那么专业或聚焦，这还需要进一步研究。有关儿童研究情况的综述文章中已经明确指出基于社区的干预和基于科研的干预在实施时存在关键性差异。这些差异体现在：前者为了处理来访者每次面询时提出的问题（为的是照顾好来访者的"整体"），会在多种问题上不断聚焦再调焦，灵活性很强；后者则聚焦在界定清晰的特定问题上，并严格按照日程表和提前规划好的结构化手册开展工作（e.g., Weisz, Jensen & McLeod, 2005）。这些关键性差异或许可以解释为什么社区环境下认知行为疗法的应用效果显著低于实验研究中的，至少对于儿童障碍是这样的。

对于认知行为疗法的成功还有另外值得注意的一点，那就是起初拒绝采用认知行为疗法治疗或开始实施认知行为疗法后就很快退出的人群占比。尽管有一篇元分析报告在综合了认知行为疗法治疗多种心理障碍的研究后进行加权分析发现平均脱落率为 15.9%，但总体而言，想要评估起初就拒绝认知行为疗法治疗的人数是很困难的（Fernandez，Salem，Swift & Ramtahal，2015）。通过基本信息介绍是可能提升认知行为疗法治疗参加率的，例如宣传册或讲解认知行为疗法的视频，类似的东西对于少数族群而言是尤其必要的（Organista，2006）。有很多研究已经评估了认知行为疗法实施后的退出比例。上文提及的那篇元分析在加权分析后发现认知行为疗法治疗过程中平均退出率是 26.2%，其中抑郁症的退出率最高，不过随着治疗次数的增加，退出率会逐步降低（Fernandez et al.，2015）。通过比较症状的初期状态或社会人口统计学资料，大多数研究未能发现参与认知行为疗法治疗的"完成者"和"未完成者"之间有什么差异，但也可能是这些有限的信息并不足以发现两者的差异。

　　研究者已经注意到，最初病情的严重性与复杂性可以预测认知行为疗法实施后的变化情况（e.g.，Fournier et al.，2009；Haby et al.，2006）。严重性和复杂性指的是这样一些特征，如临床症状的严重程度、轴 II 人格障碍的共病情况、药物并发症，以及生活中的压力因素。另一方面，有研究表明，当应用认知行为疗法成功治疗某一种心理障碍时，也会对某些共病的康复有所帮助（Craske et al.，2007）。

疗法机制的有关数据：认知转变的作用

认知评价模型认为有效的治疗机制是改变机能失调的假设和核心信念，使它们变得更加理性或更贴近事实。然而，当前有关治疗机制的研究结果对改变意识状态下认知内容的作用提出了严重质疑。朗莫和沃莱尔（Longmore and Worrell，2007）通过回顾相关研究，力图探究针对适应不良的认知进行直接外显的修正对于认知行为疗法应用的必要性。他们率先应用成分分析来对比检验认知策略、行为策略以及两者结合的治疗效果。虽然对比的研究数量有限，并且只涉及焦虑症和抑郁症的治疗，但结论是明确的，即无论是认知疗法要比单纯的行为疗法更有效（例如，暴露疗法和行为激活）还是认知疗法能提升行为疗法的效果，这两个假设都缺少强有力的证据支持。此后发表的研究陆续验证了这一结论。也就是说，在诺顿和普莱斯（Morton and Price，2007）他们的元分析中，发现在治疗焦虑症方面，单独应用认知疗法、暴露疗法、放松技术或相互结合应用这几者之间的疗效并没有显著差异。在另一篇元分析报告中，涉及 17 个治疗抑郁症的随机对照试验研究，发现没有外显认知策略辅助的行为疗法仍然可以取得与认知行为疗法同等的疗效（Ekers，Richards & Gilbody，2008）。最后，在一项有关抑郁症的研究中，发现认知疗法和行为激活技术的治疗效果差异不大（Dobson et al.,2008）。

因此，尽管偶有研究发现基于认知的治疗要比单纯的行为治疗有效（例如，社交恐惧症；D. M. Clark et al.，2006），但是大多数研究的结论是没有差异，这一引人注目的结果促使一些学者认为认知行为疗法中的认知成分是多余而非必需的（e.g.，S. C. Hayes，2004）。当然，我们还能得出另一个结论，那就是尽管认知疗法可能没有显著增强行为疗法的治疗效果，但认知疗法在单独运用时仍不失为一种有效的治疗手段。因此，来访者和临床医师可以在行为疗法和认知疗法这两种有效的治疗方法中自主选择。正如博尔科维茨、纽曼、平克斯、莱特尔（Borkovec，Newman，Pincus & Lytle，2002）认为的，每一种方法可能触及了人体系统的不同部分，但都能引起转变。

对于认知疗法没能显著提升行为治疗效果这一现象，朗莫和沃莱尔（Longmore and Worrell，2007）提出了几个可能的原因。首先，疗效的取得大部分可能得益于两种疗法之间共通的、非特异性的治疗处理。其次，结果的测量方式可能不够敏感，无法发现两种治疗方法之间的差异。还有一种可能就是，当我们企图将认知行为疗法拆解成多个部分进行评估时，每个部分的效果都将被稀释削弱。例如，相比单纯的暴露疗法，结合认知重构技术的暴露疗法在效果上反而可能被削弱，这是因为原本该用于暴露感受的注意力资源不得不投入认知方面。此外，迄今为止大多数研究的样本数量有限，这也可能导致无法发现不同治疗组的效果差异。

然而还有另一种可能，也正是本书所强调的——认知疗法如同行为疗法一样有效，而其之所以没能显著增加行为疗法的效果是因为两种治疗方法在本质上是交互重叠的，它们有着共同的治疗程序和机制。例如，认知疗法通常也会包含一些直接的行为操作程序，比如通过行为实验来收集非理性信念的证据，这些过程无疑与行为取向的疗法有诸多相似之处。此外，认知疗法中意图通过证伪偏见来诱发转变的这一行为过程也很可能激活学习机制。也就是说，原本用于收集证伪证据的行为实验也可能用于转变强化模式，引发习惯化，进而在经验层面发展出新的抑制性期望。另外，学习机制也可能通过认知疗法中的口头讨论部分而被唤醒。如前面已经描述过的，逻辑实证可以使无条件刺激的效能降低，并由此导致消退，具体而言：学会以一种不那么消极的方式看待社会排斥可能有助于社交环境下条件化恐惧反应的消退。同样，通过讨论和想象那些令人感到恐惧的刺激，认知疗法相当于一种低层次的暴露疗法，进而实现行为的习惯化、消退，并最终克服问题行为（这也被视为暴露疗法的间接过程）。反过来，行为强化策略（比如，塑造自信的行为）和基于暴露疗法的行为治疗（比如，暴露于令人感到恐惧的场景）也可能衍生出意识领域的认知评价的转变。例如，通过反复表现出自信的行为，有关自我和世界的信念可能会变得更加积极。

　　有鉴于此，对于认知方法和行为方法的干预都能促使认知评价改变这一点也就不足为奇了，至少基于以往的研究是这样的（e.g., Feske & Chambless, 1995；N.S.Jacobson et al., 1996）。事实上，即使采用药物疗法，也会带来认知上的转变（e.g., McManus, Clark & Hackmann, 2000）。格瑞特、英格拉姆、兰德（Garratt, Ingram, Rand and Sawalani, 2007）在对使用药物疗法和认知行为疗法治疗抑郁症的研究做了综合分析后也得出类似的结论，大多数研究并没有发现两种疗法促成的认知转变量之间存在差异。然而，他们也注意到这些研究中的某些研究可能并不具备发现这种差异的能力，不能排除有这样一种可能——认知疗法导致的认知转变要比药物疗法造成的"更深刻些"。这种可能性以这样一种证据为基础的，那就是面对抑郁情绪，接受药物疗法的患者相比那些接受认知疗法的患者更容易被诱发认知上的反应，而认知反应程度是症状复发的一个预测指标（Segal, Gemar & Williams, 1999；Segal, Kennedy, et al., 2006）。

　　单纯认知的转变并不足以成为症状改善的预测指标。认知的中介作用需要进行调查研究，特别是要保证观测到认知转变之后确实发生了症状的改善。然而，卡兹丁（Kazdin, 2007）注意到，那些宣称要评估认知中介作用的研究，常常未能证明中介转变是发生在症状改善之前这一关乎先后次序的假设。只有若干研究基于方法学的核心特征设计实验，并最终验证了意识领域的认知评价转变可以解释后续的症状改善（e.g., Meuret, Rosenfeld, Seidel, Bhaskara, Burns & Spangler & Hofmann, 2010；Niles et al., 2014）。

　　在其他研究中，大多未能发现认知的中介作用。伯恩斯和斯潘格勒（2001）针对认知行为疗法治疗门诊病人的情况进行了大样本研究（n=521），结果并没有足够多的证据表明在功能失调性态度和焦虑症、抑郁症的症状转变之间存在关联关系。此外，贾勒特、维特勒、道尔、克拉克（Jarrett, Vittengl, Doyle, Clark, 2007）发现抑郁症状的转变往往可以解释认知上的变化，反之则不然。因此，朗莫和沃莱尔（2007）做出总结，即认知在症状改善过程中发挥中介作用的假设缺少有力的实证研究支持。

出于谨慎，卡兹丁（Kazdin，2007）发现了更深层的一些情况，那就是许多研究表明症状改善发生在治疗过程中相对很早的时期（e.g.，Crits-Christoph et al.，2001；Tang & DeRubeis，1999），甚至是在认知转变策略完全应用实施之前。对于某些心理障碍，多达 60% ~80% 的症状改善发生在认知行为疗法实施后的第四次（e.g.，Ilardi & Craighead，1999）。此外，一些研究已经证实用认知行为疗法治疗焦虑症和抑郁症时的早期改善情况可以用于预测总体的治疗效果（Westra，Dozois & Marcus，2007）。A.M.海斯及其同事（2007）对接受基于暴露疗法的认知行为疗法的抑郁症患者的叙事进行了分析，得出的结论是虽然早期反应受个人期望的调节，后期反应则受到认知情绪加工的调节。然而，事实上大多数症状反应改善发生在认知调节还未介入的治疗第一阶段，这也就意味着即使认知调节在治疗后期确实能发挥作用，它的作用也一定显著弱于那些在治疗前期发挥作用的因素。

卡兹丁（2007）面对这些各种类型的研究结果，得出这样一个结论：“也许我们现在能比从前更加有把握地确认的是，无论认知疗法中引起症状改善的核心是什么，它都看起来不像我们最初以为的那个‘认知’（p.8）。”想要确定认知在治疗中的调节作用所面临的困难部分源于这些相关的认知概念本身就是有问题的。概念界定不清，相关概念缺少清晰明确的可操作化过程，概念定义和术语也会随着时间发生改变，各种类型的认知疗法都会在以上这些方面受到批判。例如，“图式”究竟是什么？如何最全面地测量它？

此外，在治疗过程中应该改变一个图式的哪些方面，以及如何测量这种变化？原来的那个图式是被转变了，还是被阻断失效了，或者说形成了新的图式？ 概念层面不清晰明确，中介作用的调查研究也就会依然存在各种问题。

这些宣称的概念在测量评估方面也存在问题。到目前为止，验证认知中介作用的大多数研究依靠自我报告问卷来调查相关信念，比如用思维评定表来测量有关惊恐症的灾难性认知（e.g.，Hofmann et al.，2007），用功能失调态度量表（Dysfunctional Attitude Scale，DAS）来测量抑郁信念（e.g.，Jarrett et al.，2007）。自我报告能否作为测量认知的有效方式，这本身就是存疑的。例如，自我报告这一测量方式可能受到需求特征的影响，即受测者以期望的固定模式做出反应。另外，T.W. 史密斯和奥尔雷德（Allred，1986）、祖拉夫斯基和史密斯（Zurawski，1987）发现非理性信念的测量结果与压力情绪的测量结果之间存在显著高相关，反映出这些自我报告测查方式的有效性值得怀疑。最后，也是最重要的一点，自我报告问卷上的回答与现实生活中当下的思维、实际发生的行为之间的一致性是值得怀疑的（Jarrett et al.，2007）。所以，需要对（当下）认知的经验抽样或者更加客观的测量方式，比如词汇判断任务就较少受到反应者偏差的影响。因此，对认知行为疗法的基本假设——核心图式和核心信念是存在的、具有影响力的，并且可以通过逻辑实证来修改完善，莫格、斯托帕和布兰德利（Mogg, Stopa, and Bradley，2001）认为当前大多数支持这一假设的科学实证证据存在方法学问题，这些假设还需更加详细的解释和实证支持。

虽然治疗机制的有关研究对于认知行为疗法的发展是至关重要的，但是研究者目前对认知行为疗法如何发挥作用的治疗机制所知甚少。如果我们知道转变是如何发生的，那么对于引起转变的那些更直接、准确、有效的治疗策略就可以进一步开发研究。反之，那些对转变的关键过程没有任何影响的治疗策略就可以被移除，这样就能使治疗在更有效果的同时也更有效率。此外，通过证伪一些空有理论的方法，研究精力可以重新导向那些替代性方法，并且研究那些精准导向的既有疗效又有效率的新治疗方法。传统的心理治疗中常常依赖一些非特异性因素，并衍生出"渡渡鸟"效应，要想跳出窠臼为患者提供有针对性的治疗方案并最终提升治疗效果，研究者就需要探究聚焦特定治疗机制的治疗方案与个体潜在某种失调官能之间的匹配关系。

认知行为疗法如何应用于不同族群的来访者？

认知行为疗法的实证支持几乎全部来自对欧洲或西方的白人中产阶级开展的研究。一般来说，认知行为疗法的理念与欧洲和北美的价值观较为吻合，如改变、自我暴露、独立自主以及理性思考，而这些理念与许多其他文化遵循的价值观存在差异，如和谐、家庭、集体主义以及灵性。认知行为疗法对文化因素是敏感的，在实施时要考虑到文化影响——对认知行为疗法的治疗目标和方法都会有所限制。例如，自信心训练可能对某些个体不合适，因为他们

所属的文化不期望个体这样，这时，可能就需要调整方法以便更好
地反映家族或阶层的文化价值观。行为激活和行为契约同样可能需
要做些调整，以保证在强调家庭和集体主义的文化价值观下追求
独立自主，避免发生冲突。理性情绪行为疗法注重的个性和自我控
制，也可能会与这些文化的价值观存在冲突。一般说来，患者参与
暴露疗法的意愿可能会因个体感受到的医疗服务人员对其歧视程度
而有所差异（Miranda，Nakamura & Bernal，2003）。另外，虽然
认知行为疗法通常旨在修正过度消极的自我评价，但像自我批评这
种行为可能被其他文化视为前进的动力，比如中国文化（Hwang &
Wood，2007）。此外，相比秉持还原论、因果关系的文化，强调
平衡和事件间接因素影响的文化更有可能要求认知疗法做出调整。
也就是说，认知重构这一实施时最有效的方法在不同文化中应用时
会有调整，比如西方文化更青睐于对特定事件做出绝对化而单一性
的解释，而东方文化则倾向于根据环境同时提出两种甚至两种以上
的解释（Hofmann，2006）。

　　研究者想要根据不同文化做出认知行为疗法的适应版本，那么
自身就需要具备文化敏感性和文化胜任力，或者具有文化自省，具
有能为来自不同民族和不同文化的来访者提供有效服务的知识和技
能。已有研究提出了如何调整认知行为疗法以适应不同文化的方案
框架，比如针对华裔美国人的（Hwang，2006），针对各种不同问
题如何依据文化适应性调整认知行为疗法的概要说明也还在不断涌
现（Hays & Iwamasa，2006）。

　　有关认知行为疗法在不同文化群体来访者中的应用效果研究

还处于初级阶段。米兰达和同事在 2005 年对现存的大量文献进行了综述研究。[1] 大多数研究在尝试探索现有认知行为疗法实施程序的文化适应性，为了认知行为疗法的顺利实施也会如前所述对具体的治疗策略做出调整，比如以患者的母语实施认知行为疗法，对书面材料进行严格管理，提供类似照料孩子这样的额外服务。对于儿童和青少年抑郁症，综述中表明目前还缺少针对不同族群的认知行为疗法应用效果评估研究。然而，已有研究证明针对某些文化群体做出调整的认知行为疗法方案应用成果显著，比如对于居住在波多黎各的拉丁裔青少年就是这样。就青少年焦虑症而言，有研究表明认知行为疗法在治疗低收入家庭的非裔美国青少年方面是有效的。另外，非裔和拉丁裔美国青少年在接受认知行为疗法治疗焦虑症时，治疗效果与白人青少年相比是没有显著差异的（Miranda et al., 2005）。

研究者已经就应用行为权变管理技术（Behavioral contingency management）治疗注意力缺陷多动症在各个族群中的治疗效果进行了评估，结果发现少数族群对于这一行为疗法的参与度和满意度与非少数族群并无差异，但是治疗后的症状改善情况则相对欠佳。然而，在数据分析中控制社会经济条件不利因素后，这些差异就不那么显著了，说明这些差异更有可能是社会经济地位导致的，而非文化群体因素所致。研究表明，行为干预，比如针对对立违抗性品行障碍患儿的父母训练，能够有效改善拉丁裔、非裔以及亚裔美国儿童的症状，治疗效果堪比白人儿童。因此，米兰达和同事（2005）

---

[1] 由于版面有限，此处在陈述文章中每个研究的结果时并不做全部引用。——译者注

认为行为疗法和认知行为疗法在治疗焦虑症、抑郁症、注意缺陷多动障碍以及品行障碍方面，对于非裔和拉丁裔青少年的治疗效果与白人青少年一致。

就成年人而言，一些研究表明认知行为疗法能有效治疗不同族群的抑郁症患者。具体而言，对于说西班牙语的抑郁患者，将认知行为疗法与病例管理结合要比单纯的认知行为疗法治疗疗效更好，然而非裔美国人则从单纯的认知行为疗法治疗中获益更多。通过提供照顾孩子和交通补贴类似服务以鼓励妇女接受援助治疗，并结合文化背景改编认知行为疗法，那些患有抑郁症的低收入拉丁裔和非裔美国妇女也能从认知行为疗法治疗中受益。此外，在治疗大多数低收入少数族群妇女的抑郁症时，对比社区转诊，认知行为疗法是一种相对经济划算的治疗方式。

对成年人焦虑症方面，尽管偶有报告发现非裔美国人接受认知行为疗法治疗后收益较少，但是大多数研究还是肯定了非裔美国人可以取得与美国白人等同的治疗效果。例如，研究表明对患创伤后应激障碍的白人和少数族群妇女，应用基于认知的创伤治疗疗法可以取得同样的治疗效果。

在认知行为疗法治疗精神病方面，有个别研究已经对某些族群的应用效果进行了评估。有一个研究调查的是认知行为家庭疗法对低收入、说西班牙语的精神病患者的治疗情况，结果发现对于未能融入本地文化的患者治疗效果欠佳。可以说这一结果意味着高度结构化的干预措施可能会让文化适应不良的家庭感到侵扰和紧张。而在中国，那些在进行药物治疗的同时接受心理教育方面干预的精神病患者要比那些只接受药物治疗的疗效更好。

　　总的来说，米兰达和同事（2005）认为认知行为疗法的应用效果大致可以推广到非裔美国人和拉丁裔人群中，尽管对于其他少数族群的研究数据较少，现有研究结果也仅限于各种心理障碍和临床条件中的一部分。因为在少数族群中分别应用文化修正版和未修正版的认知行为疗法进行治疗的效果对比研究还未普及，所以干预措施需要根据文化因素调整到何种程度也尚不明确。尽管如此，我们也可以假定，在良好的功能分析过程中，就应对社会文化环境以及与少数族群地位相关的问题进行有针对性的处理，以求做到与非少数族群一视同仁。正如米兰达等人（2005）所讲的，"因此，了解各种文化和相关背景知识，并能区分出哪些问题是文化适应性使然哪些是病理性问题，这是治疗师在面对跨文化患者进行治疗时最起码的考虑（p. 134）。"

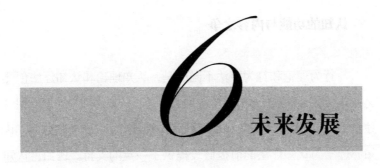

未来发展

CHAPTER SIX

　　认知行为疗法是当今应用最广泛、研究最多的心理疗法之一，这同时也意味着它还处在不断发展之中。本章主要讨论认知行为疗法的未来发展，包括认知心理科学的研究贡献、正念技术的引入，以及我们确立完备的认知行为疗法治疗体系还有哪些工作要做。

认知的功能与内容之争

　　与行为理论和行为疗法不同的是，认知理论和认知疗法创建之初并没有得到强有力的科学或理论支撑。认知心理学的发展相对独立于认知疗法，而且直到最近两者才有所交汇。在某些方面，认知心理学为认知疗法的前提假设提供了一定的支持。例如，认知科学已经证明患焦虑症或抑郁症的个体会表现出对威胁的注意偏向、记忆偏差，以及曲解含义不明的信息等特点（e.g.，Mathews & MacLeod，2005）。这些偏见或偏差就是认知疗法的靶标。然而，从认知科学角度看，认知疗法将干预目标限制在意识层面的认知评估是有问题的，因为研究已经证明到目前为止，人类大部分的信息处理是发生在潜意识层面，并不涉及意识层面的认知评价。

　　很早之前，认知心理学家就发现人的大脑包含两套认知系统，其中一个是自动化的、无意识的，另一个则是有意识的、更可能被主观控制的[1]。更具体地说，绝大多数认知加工过程可能会包含

　　[1] 在贝克认知疗法的迭代版中对此也做了区分（e.g.，D. A. Clark，Beck，& Alford，1999）。

大量的信息并且无须意识的参与就迅速执行。认知疗法强调意识的参与，通过言语逻辑的方式引导个体评估事件的意义与起因，然而行为疗法则是通过直接的经验来影响那些不需要意识参与的认知加工过程。因此，以逻辑推导的方式去纠正自我的负面认知（如，认知疗法）是否会对潜意识下的大量认知加工过程产生有效影响是值得怀疑的（Brewin，2006）。鉴于认知评估模型存在的这些问题，研究者把精力转向寻找其他的治疗方法。

蒂斯代尔（easdale）和同事在研究抑郁症的治疗时率先做出了此方面的探索。蒂斯代尔和巴纳德（Barnard, 1993）提出了一个关于信息如何加工处理的模型，称之为交互作用认知子系统模型（interacting cognitive subsystems model），这一模型的灵感很大程度上汲取了认知科学的研究成果。在这个模型中，信息加工过程分为两套系统，较高层次的命题式加工过程代表直接可以用语言描绘的具体、清晰的意义。与此相反，启发式加工过程处理的是全面而整体层次的直觉性信息，不能用语言描绘，但这类信息的加工过程能反映出经验的直观体验感受。此外，只有含蓄意义的加工过程是与情绪直接关联的。然而，认知疗法却将治疗目标直接指向命题式信息加工过程。因此，蒂斯代尔（Teasdale, 1993）批评认知评估模型过于关注意识层面具体的意义或信念，他认为将治疗目标放在这种命题式信息加工过程上可能并不足以有效地改变个体的情绪，所以在治疗时除了关注具体的信息（比如认知疗法），整体的感受性信息也同样需要关注并解决。而后者的解决常常可以借助一些非实际行为的干预措施，比如引导个体以想象的方式进行行为体验与正念觉察。

正念疗法

正因为如此，蒂斯代尔及其同事研究了正念的效果。

> 正念状态的特点是对"当下"现实的直接体验，而非苦思冥想个人境遇，以及境遇的起源、含义和联系。正念训练似乎与"漂入"冥想状态之趋势的减少有关。这项训练旨在减少"陷入沉思的认知循环"的趋势，我们在前面提到过，这种趋势在抑郁症复发过程中发挥了重要作用（Teasdale，Segal, & Williams，1995，p.34）。

人们认为，正念尤其有助于将温和状态的消极情绪在潜在复发点上不断放大的问题"扼杀在萌芽状态"，而直接认知疗法对更为严重的伴随严重抑郁状态发作的问题更有价值。

威廉姆斯（Williams，2018）及拉赛尔等人沿着这条路线继续研究，并检验了基于正念的认知疗法，这是一项包含了基于正念的压力减低法的群体治疗（Kabat-Zinn，1990）。在这个模型中，功能失调的认知被看作待观察的事件，而非需挑战或重建的目标。通过这种方法，认知就会偏离自我中心，而这反过来会导致它们对情绪的影响减少。研究表明，基于正念的认知疗法能有效降低抑郁患者（例如，Kuyken et al.，2016）和阻抗治疗的抑郁症来访者（例如，Kenny & Williams，2007）的复发风险。正念技术对于其他心理障碍的复发问题是否能发挥作用还有待进一步研究。

接纳承诺疗法

对适应不良的认知予以接纳并解离也是另一种行为疗法的核心手段，即接纳承诺疗法（S. C. Hayes，1994）。接纳承诺疗法的理论基础是关系框架理论（S. C. Hayes，strosahl & Wilson，1999），而该理论是在斯金纳的理论基础之上兴起的一种情景式行为学习理论，主要研究语言如何影响认知、情绪以及行为。按照这个模型的说法，如果一个人坚信自己必须控制语言并且对语言评价做出反馈（比如，口语表达，思维，自我对话，灾难化思维），那么只会更加限制自身做出有价值的行动。

根据接纳承诺疗法的说法，相比坦然地接纳情绪，一味地想要控制那些令人厌恶的内部状态常常会事与愿违，而这种行为也被称为经验性逃避（Eifert & Heffner，2003）。S.C. 海斯（1994）将接纳定义为有意识地放弃对个人行为的直接转变，并且以开放的心态去体会那些思维和情绪所要传达的感受。根据 S.C. 海斯和潘基的观点（2003），接纳的方法包括识别并尝试拒绝经验性逃避（比如，意识到因执意要控制内在感受而导致的机能失调）；鼓励自我觉察，培养心理灵活性，以及以开放的姿态面对先前逃避的事情（就像暴露疗法做的那样，但不同的是个体要有意地去探究暴露过程中的内心感受）；鼓励在先前逃避的事件再现时尝试做出新的反应（比如，对曾经感到恐惧但未曾仔细感受就逃离的场景进行观察，分析其特点）；以及使用认知解离的相关技术（比如正念技术）将个体从那些引起消极情绪的负面语言中解脱出来。

为了促成行为的改变，接纳承诺疗法会帮助来访者改变那些妨碍行动的语言的功能意义。因此，该疗法的一个核心就是教导认知解离技巧，即个体将对自身的评价从语言的字面含义和内容中抽离出来。这一疗法还会通过体验性练习鼓励来访者学会使用这些技巧，比如只要当语言妨碍个体朝着符合价值观的方向做出行动时，就应用正念观察和比喻措辞（如，非线性语言）。因此，这一疗法的目标并不会像认知行为疗法那样执着于改变认知或症状，而是强调有意地容忍并接纳既有认知和症状。在接纳承诺疗法里，只关注行为而忽视认知才是个体首先考虑要转变的内容。

除了认知解离以外，接纳承诺疗法的另一个策略就是创造性无助，也就是说帮助来访者意识到他们过去想要改变、控制或者逃离负性情绪状态和消极思维的努力是徒劳的，而且那种行为只会让他们逃避现实、限制自我，并且妨碍真正有价值的生命活动。以价值为核心的练习活动，比如为自己幻想的墓碑撰写墓志铭，可以帮助来访者发现并审视生命的价值。甘愿做出行为的改变或者承诺做出行动就涉及以与认定的价值观相一致的方式行事，直面那些可能产生的令人痛苦的想法与感受（S.C.Hayes et al., 1999）。目前，有关接纳承诺疗法成功应用于多种心理障碍治疗的实证支持正在迅速增长（e.g., Archet al., 2012；Craske et al., 2014）。

辩证行为疗法

"接纳"这一理念也会出现在其他心理疗法的体系中，比如莱恩汉的辩证行为疗法（1994）。辩证行为疗法强调在接纳与转变之间寻找平衡。莱恩汉将接纳定义为对个体每时每刻的体验进行主动关注的过程。她提出的这一治疗方法是专门针对边缘型人格障碍的患者设计的，将技能训练、行为权变管理、问题解决等指向个体改变的行为策略与接纳并肯定自我的策略相整合。另外，有些问题行为是可以被接纳的，但也有些问题行为是必须改掉的。治疗师要在两种交流风格之间做出平衡，一种是借助温情、真诚等方式让来访者感受到接纳，另一种则是以命令，甚至有时以强硬的方式要求来访者，使其感受到做出行为改变的必要性。这一疗法鼓励来访者从二选一的思维模式转向兼容并包的思维模式。辩证行为疗法不是尝试直接驳斥或质疑消极的自我评价，而是帮助来访者将他们原有的思维方式视为一种替代性行为，认可它们在某些情况下的适用性，然后才提出一种改变行为的观点以供探讨。辩证行为疗法倡导以隐喻的方式来激发辩证思维，因为借助隐喻可以促使来访者先以观察者的角色来看待自身行为，并且这一疗法还鼓励对悖论的觉察以及包容。有研究表明辩证行为疗法对于治疗自杀行为和边缘型人格障碍是有一定效果的（Linehan et al., 2006）。

功能与内容之争

    总的来说，这些将行为技术与传统认知行为疗法相结合的新型治疗方法并不仅仅着眼于认知的内容（而且有时与认知的内容没有一点关系），还关注认知的功能。显而易见，在应用行为激活治疗抑郁症时，认知的内容与功能就是这样被区别对待的，同样，其他源于操作性条件反射原理的行为干预措施在应用时亦是如此。因此，与其依赖自我意识下的认知重构去改变认知的内容，不如更专注于通过认知解离或接纳等方式减轻认知对情绪和行为的影响。有关这些疗法的临床证据还在发展，研究的下一步工作将是针对个体情况来衡量指向认知内容的治疗方法（尝试转变认知）与指向认知功能的治疗方法（通过关注认知的功能而非认知的内容来削弱认知的影响）相比，哪个更有效。

认知偏差矫正训练

基于认知科学的研究成果还延伸出一种与前面提到的治疗方法均存在很大差异的治疗策略，那就是认知偏差矫正训练，它通过一系列刺激呈现与引导反应训练来指引个体将注意力从消极刺激转向中性或积极的刺激，或者对存在歧义的材料进行中性或积极的解读。这些方法不同于常规的认知疗法，它们的作用机制并不是依靠意识内的逻辑推理，而是依托于行为塑造（在呈现视觉刺激时，以中性刺激或积极刺激替代消极刺激出现在个体关注的位置）和操作性强化（对做出的中性或积极的解读予以强化）。尽管这些训练方式对症状反应（大多数是焦虑和抑郁）的改善效果有限，但研究证实它们在认知偏差矫正方面还是有一定作用的（Cristea,
Kok & Cuijpers，2015）。即便如此，研究人员仍在坚持探究寻找实证支持的认知训练方法。例如，研究发现自传体记忆的错乱可能是抑郁症的发病机制之一，由此就可以延伸出新的治疗策略，如通过认知内容特异性训练或者优势认知加工治疗抑郁症（Dalgleish & Werner-seidler，2014）。可以确信的一点就是，个体在注意偏向、行为解释、认知加工等认知偏差领域上的差异可能会影响各式各样的矫正训练能否成功，这也再次证明了根据个人具体情况匹配治疗方法这一未来研究方向的价值。

吸收学习理论的最新成果

认知科学对于认知理论和认知疗法的价值与意义，就如同行为主义者需要时刻关注行为科学的最新进展。这样行为疗法就能吸收最新的基础科学的研究成果，这也是行为疗法最初创建时就秉持的原则。最新的研究成果提供了一些令人兴奋的方法——如何实现暴露疗法中学习效果的最大化。正如前面提到的，一种可能的方法就是在消退训练期间提供多样化的兴奋性条件刺激（Rescorla，2001）。这种方法被称为深度消退，并且可能引发高级的学习，这是因为相比呈现一个单独的条件刺激，呈现不止一个条件刺激时会导致与期望的不符。这种方法在条件性恐惧的研究中已经在尝试应用（Culver，Vervliet & Craske，2014），而且深度消退的概念是很容易迁移应用到暴露疗法的。实际上，这一方法已经用于治疗惊恐障碍和广场恐惧症，例如先进行机体感受暴露，让个体体会令人恐惧的身体感受（比如，心率加快），再进行实景暴露，即进入令人恐惧的场景（如，在购物商场中行走），最后将两者结合（如，在购物商场中行走的同时喝含有咖啡因的饮料； Barlow & Craske，1988 ）。

另一个新的发现是在恐惧消退期间使用生物制剂可以促进抑制性学习的效果巩固。恐惧的消退依赖 nMDA 型谷氨酸受体，或称nMDAr（Walker & Davis，2002）。在消退训练期间，将 nMDAr抑制剂注入全身或直接注入杏仁核就会阻断消退。此外，D-环丝氨酸（DCs）作为一种可以作用于 nMDAr 上甘氨酸结合位点的兴奋剂，将其对啮齿动物进行全身注入或只作用于杏仁核内部时，可以促进恐惧的消退（Walker & Davis，2002）。有几个研究已经尝试将 DCs 与暴露疗法结合以治疗恐惧症或焦虑症。迄今为止，实验结果仍然莫衷一是，一个最新的元分析报告指出效应量有限（Ori et al.，2015），当然也有可能是 DCs 的效果被暴露疗法的成功实施所遮掩（如，当个体对暴露做出积极回应时，DCs 的作用更加显著）。另一个得到实证研究支持的例子是，提取已经存储的记忆会引发再巩固的过程（Nader，Schafe，& LeDoux，2000）。一旦进行提取，记忆必然会经过重写才能再次进入长时记忆，这就需要在大脑中发生神经化学过程（重新进行蛋白质合成）。这意味着一种极其诱人的可能——在事件发生后也可以更改记忆，只要在提取记忆的再巩固时间窗内操作即可实现。虽然研究结果并不完全一致，实现的边界条件存在限制性，相关概念还存在争议，但基本证实了通过药物制剂（如，普萘洛尔）和行为技术（如，消退训练或暴露疗法）是可以打断人类的记忆提取再巩固过程（Hardwicke，Taqi，& Shanks，2016）。尽管如此，在暴露疗法中通过生物制剂促进学习的效果程度还需进一步研究评估。

在恐惧的习得与消退方面，神经生物学基础研究已经取得了一些进展，这得益于对三个综合性结构的观测：杏仁核、前额叶皮质（PFC）以及海马体（see Sotres-Bayon, Cain, & LeDoux, 2006）。长期以来，PFC 的功能主要体现为执行控制和决策。近期研究成果表明 PFC 的某些区域（如，腹内侧区）也会负责情绪管理，尤其是具备解释情绪刺激并做出相应行为调整的能力（Sotres-Bayon et al., 2006）。另外，非灵长类的行为消退主要与 PFC 腹内侧区的神经元活性有关（e.g., Rauch, Shin & Phelps, 2006）。针对人类的研究，也同样表明在行为消退期间 PFC 的腹内侧区会发生改变（e.g., Gottfried & Dolan, 2004）。因此有一种可能，在消退测试期间，PFC 对杏仁核施加了抑制控制。在暴露疗法实施时，以行为技术促进 PFC 活动可能是未来一个很有价值的研究方向。可以想象，如果认知重构确实能促进单纯暴露疗法的治疗效果，那么它可能的作用途径就是激活 PFC。基于暴露策略的行为消退过程中认知技术背后的神经生物学机制也仍需进一步地深入探究。

最后，现有研究表明，通过一些方法是可以促进暴露疗法的学习成果在治疗结束之后，依然能够被个体快速提取并应用（Craske et al., 2008, 2014）。例如，通常来说，对于非情感性材料的记忆可以通过随机的、多样的练习进行巩固。对于恐惧症的相关研究已经证实，暴露训练时呈现多样化的恐惧刺激源（如，多种蜘蛛）要比只呈现一个固定不变的刺激源（如，某一个蜘蛛）更有利于治疗效果在后续随访时的保持，并且相比于传统的、一成不变的暴露方法，对恐惧情境进行随机而多样化的暴露体验，也会产生更佳的治疗效果。此外，将治疗时的情境与治疗之外的情境进行关联，也可以促进治疗结束之后抑制性学习成果的提取（Bouton，García-gutiérrez，Zilski，& Moody，2006）。建立关联的方法之一就是指导来访者回忆起暴露治疗时的情境，有研究证实这样可以减少恐惧症状复发（Craske et al.，2008）。建立消退训练与一些新异场景关联的方法则是在训练时呈现一些充当提取线索的物品（Bouton，Garcíagutiérrez，et al.，2006）。在以老鼠为样本的研究中发现，在消退训练时呈现提取线索可以削弱因情境差异导致的症状再现效应，呈现的线索若是相对新奇或者在条件化阶段也呈现，这种削弱作用会更加明显。提取线索的作用已经在人类身上得到证实，具体来说就是酒精戒断期间使用提取线索练习，可以削弱个体对酒精线索引起的症状复发比率（see the review by Craske et al.，2008）。在如何提升训练时的学习效果和治疗后的线索提取便利性方面继续进行深入探索，这既是一个重要的研究方向，也是确保行为治疗策略的相关技术紧跟学习与记忆最新科学成果的必然举措。

效率与效果的研究

还有许多问题需要进一步深入研究。正如前面提到的，在认知行为疗法的治疗机制或作用因素等问题上，还需要进行大量更符合方法学设计的研究论证。针对作用因素的探究将有助于认知行为疗法在实施过程中的效益最优化。另一个重要研究领域是认知行为疗法的长期治疗效果以及提高治疗收益之保持的方法。正如前文指出的那样，在使用暴露疗法治疗恐惧症之后进行一些行为操作辅导可以避免恐惧反应的复发，同时也能提高长期疗效。然而，如何更加全面地维持认知行为疗法的治疗效果仍需深入研究。有关认知行为疗法实施方法的研究也可以探讨在治疗的急性反应期间借助手机或互联网辅助干预，而这一点已经在至少一个研究中证实对维持长期治疗效果是有帮助的（Craske et al.，2006）。另外，有研究表明基于正念训练的干预措施能够降低抑郁症治疗后的复发率（Kuyken et al.，2016）。

下一步还需要研究的则是评估认知行为疗法相比其他有效的治疗方法在治疗效果上存在多大的差异，比如心理动力学疗法或人际关系疗法，因为现存的大多数比较研究仅仅比较了认知行为疗法治疗组与非治疗对照组或非指向性支持对照组的治疗效果。此外，认知行为疗法如何与药物相结合实现疗效最大化的方法还需要大量的探索，正如认知行为疗法实施过程中的脱落率问题、复发预测问题以及如何早期干预也都需要进一步探究。现有的认知行为疗法操作手册多是针对具体问题设计的，那么如何制订一份标准化的认知行为疗法操作手册使其可以从更加整体化的层面处理个体的负性情感问题是另一个重要研究方向（Farchione et al.，2012）。

认知行为疗法在现实环境下的有效实施则是另一个研究领域。有效性研究目前还处于初级阶段，目前只有几个基础性研究将认知行为疗法在社区应用中的结果与科研调查的结果相比较。尽管如此，现有研究结果还是充满希望的（e.g., Levitt, Malta, Martin, Davis, & Cloitre, 2007）。有效性研究已经证实，在基层医疗环境下认知行为疗法相比传统治疗手段具有一定的优势（e.g., Craske et al., 2011; Roy-Byrne et al., 2010）。当然，还有许多问题仍待进一步研究，比如为了让治疗师完全胜任于认知行为疗法的实施应该培训到何种程度。同时值得进一步研究的还有如何在治疗师最低限度的参与下有效实施认知行为疗法的方法，这类研究有助于那些有需求的患者更容易获取认知行为疗法的帮助。而在这方面，使用计算机辅助和基于互联网实施认知行为疗法的研究层出不穷，为后续的探究指出了可行的方向。此外，如何依据文化敏感性调整认知行为疗法实施的有效性研究也是急需开展的。

最后，研究资源也可以更大力地投向将认知行为疗法作为一种预防性干预措施的实用论证。在这方面，我们已经取得了一些进展，以认知行为疗法主导的早期干预可以十分有效地抵消焦虑症和其他心理障碍（比如抑郁症和物质滥用）引起的功能性损伤。青少年可能会因为父母亲患焦虑症或者本身患行为抑制倾向等因素导致的焦虑症，而研究表明认知行为疗法对这类青少年的早期干预可以降低焦虑症患病风险和削弱症状反应（Ginsburg, 2009; Rapee, Kennedy, Ingram, Edwards, & Sweeney, 2010）。同样，对于具有焦虑症和抑郁症（Seligman, Schulman, & Tryon, 2007）、惊恐症（e.g., Gardenswartz & Craske, 2001）患病风险的大学生进行认知行为疗法指导下的早期干预也是能取得类似效果的。

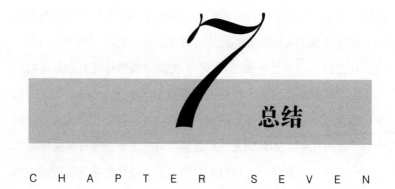

7 总结

CHAPTER SEVEN

认知行为疗法是行为疗法和认知疗法的结合体，这两种疗法则分别起源于学习理论与认知理论，并且它们在治疗与评估方面都遵循实证科学的理念。认知行为疗法业已从最初的单纯行为疗法模式演变为行为与认知相结合的治疗模式。认知行为疗法这一方法最初的起源是经典条件反射理论和操作性条件反射理论，之所以将这些理论应用于心理治疗则是迫于第二次世界大战之后大量的心理健康辅导需求和人们对精神分析疗法的普遍不满。那些能够被观察到的、被测量到的并因而能够通过实验方式验证的治疗构念及治疗方法，在当时备受关注。20 世纪 50 年代，经典条件反射的原理被应用于治疗焦虑症，这很大程度上是得益于沃尔普（1958）的大力倡导；后来这一原理又拓展到药物滥用障碍及其他心理障碍。这一取向的治疗方法侧重如何弱化或消退那些适应不良的条件化反应。大约与此同时，在斯金纳（1953）的努力下，操作性条件反射原理被应用于治疗严重的行为问题。这一取向的治疗方法侧重通过改变事件的前因和后果因素来减弱适应不良的行为并增强适应良好的行为。20 世纪 60 年代、70 年代期间，标准化行为治疗程序的发展促使有关治疗效果类的研究迅速增长，而且这一理念也得以传播并为从业的治疗师所熟知。

然而，有些人对治疗时严格执行行为程序的方式表示不满，尤其是在治疗抑郁症方面。在 20 世纪 50 年代末至 60 年代期间，埃利斯（1962）和贝克（1963）各自凭借敏锐的临床观察提出了一种新的治疗模式——重视意识领域内的认知内容，这样一来也就为行为疗法提供了"内容"。他们的治疗模型关注扭曲的思维或非理性思维的影响，强调通过逻辑论证的方式来驳斥或否定那些扭曲的思维方式，并最终发展出更加理性或更少曲解现实的思维方式。认知疗法易于被治疗师接纳采用得益于多种因素的综合影响，其中就包括在认知疗法内部重视行为技术的运用。

另外，学习理论领域当时也正在进行一场范式的变革。早期的条件反应模型对认知的影响作用并不能做出理性解释。然而，托尔曼（1948）和瑞斯考勒（1968）等学习理论家均发现在操作性条件反射和经典条件反射中个体的主观期望是有影响作用的。此外，班杜拉的社会学习理论（1969）将高级认知视为行为与情绪的决定性因素。因此，学习理论内的"认知革命"虽然是独立于认知疗法的发展而发生的，但却与认知疗法相伴而生。

这些领域的各自发展最终促成了认知理论与学习理论的互补性融合。例如，研究者已经意识到，无论是强化学习（操作性条件反射）还是联结学习（经典条件反射），期望作为一种认知因素都是十分重要的。反过来，操作性条件反射和经典条件反射也会促成认知的转变，进而可能影响后续的学习过程。因此，尽管认知疗法和行为疗法分别主要依托于认知理论模型和学习理论模型发展而来，但它们基本都可以根据对方模型的原理来解释。也就是说，尽管认知疗法旨在辨认并矫正适应不良的自我评价和信念，但其治疗机制仍可以用学习理论的原理来解释。虽然行为疗法的目标是矫正工具性自主行为的前因和后果因素并弱化条件反射，但它同样也可以用认知上的转变来解释。认知疗法和行为疗法从理论到操作程序的融合为当今认知行为疗法的发展奠定了基础。

认知行为疗法是公认的实证支持疗法，而且在治疗大多数心理障碍时都能取得一定效果。同时，它还十分流行，一些调查表明大多数治疗师都倾向于认为自己是认知行为疗法取向的。它的流行不仅是因为认知行为疗法业已证明的治疗有效性，还得益于它的问题聚焦和时间限制等特性，以及易于获得的具体操作手册。然而，想要将认知行为疗法最有效地应用实施不仅需要理解操作化的步骤，还需理解背后潜在的原理。本书的写作目的之一就是阐明各种各样认知与行为干预策略背后的基本原理。话虽如此，我们依然可以看到即使由缺乏经验的治疗师来实施认知行为疗法，甚至是不与治疗师直接接触——借助互联网实施，也都能取得积极的效果，这一结果更进一步证实了疗法本身的价值。

当然也会存在一些意外情况，而且心理治疗的方法总会有进一步提升的空间。很多方面还需要大量的研究，例如，如何降低脱落率，如何提升长期治疗效果。还有需要进一步深入研究的领域，比如认知行为疗法的普及传播（包括文化适应性调整），以及利用认知行为疗法对有心理问题倾向的个体进行预防性干预。

最初的行为主义疗法起源于当时的实证科学和学习理论。与之相反的是，认知疗法源自临床观察；认知科学则相对认知疗法而独立发展。虽然认知科学为认知疗法的前提假设提供了一定的支持，但是它同时也引发了对这一疗法的一些质疑——将意识领域内的认知重新评估作为治疗方法发挥效力的首要影响因素是否合适。具体来说，研究者发现大多数认知加工过程并不伴随着有意识的觉察，而且基本难以通过逻辑推理来影响或改变，这就让研究者不禁担忧纯粹的认知评价方法和治疗程序是否真的有效。与这些担忧相呼应的一个现实情况就是，意识领域内的认知改变可以促进症状改善这一点仍缺少坚实有效的证据支持，尽管不甚敏感的方法设计与工具也可能是一个限制性因素。这些因素交互影响的结果就是，认知行为疗法领域正在兴起新的运动。具体来说，正念与接纳的作用受到特别关注，受到同样关注的还有那些较少关注意识领域内的认知内容，而更关注认知功能的策略。这一趋势与学习科学的最新进展相一致，并且学习理论科学现在已被转化为最佳治疗方式。因此，可以说认知行为疗法已经迎来发展中的第三思潮。这样一种转变也反映出认知行为疗法的一种特征，即这种疗法是由实证科学指导的，会随着科学的不断进步而更新调整。

关键术语

接纳承诺疗法（ACCEPTANCE AND COMMITMENT THERAPY）：由海斯和其同事提出的一种疗法，强调接受内在状态，并承诺改变行为以达到生活目标。

活动图表（ACTIVITY CHART）：一种评估当前活动水平，以及活动与情绪间联系的图表。

先行事件（ANTECEDENT）：在目标行为、情绪或认知之前发生的事件。

欲求性经典条件反射（APPETITIVE CLASSICAL CONDITIONING）：以条件刺激与固有的积极无条件刺激间的联系为基础，产生条件反应。

武断推论（ARBITRARY INFERENCE）：一种认知错误。

厌恶性经典条件反射（AVERSIVE CLASSICAL CONDITIONING）：以条件刺激与固有的厌恶性无条件刺激间的联系为基础，产生条件反应。

行为激活（BEHAVIORAL ACTIVATION）：一种治疗抑郁症的方法，强调增加积极强化并减少回避行为。

行为契约（BEHAVIORAL CONTRACTING）：关于一系列要遵循的行为，以及服从

计划将得到的积极结果，或者不服从计划将得到的消极结果的陈述，也被称作后效
契约。

行为实验（BEHAVIORAL EXPERIMENTATION）：一种认知疗法策略，包含旨在
收集驳斥思维扭曲的信息的行为练习；也被称为假设检验。

行为训练（BEHAVIORAL REHEARSAL）：一种以强化为基础的策略，旨在塑造、
发展行为。

呼吸再训练（BREATHING RETRAINING）：一种包含慢速呼吸、横膈膜式呼吸而
不是胸式呼吸的技能。

经典条件反射（CLASSICAL CONDITIONING）：由于与固有的唤起无条件刺激相
联结，从而对先前的中性刺激产生条件反应。

认知内容特异性（COGNITIVE CONTENT SPECIFICITY）：这个概念认为，每种情
绪状态和心理障碍都有其自身特定的认知轮廓，而且，认知内容往往决定了情绪障
碍的种类。

认知离解技术（COGNITIVE DEFUSION TECHNIQUES）：是接受承诺疗法的一个
组成部分，旨在帮助个体疏远自身的私人言语事件，或者语言的含义和内容。

认知错误（COGNITIVE ERROR）：一种思维方面的错误。

认知训练（COGNITIVE REHEARSAL）：用理性思维代替非理性想法的练习。

认知重建（COGNITIVE RESTRUCTURING）：一套识别适应不良的思维和信念，
并用更具证据基础的思维和信念来取代它们的技术。

条件反应（CONDITIONAL RESPONSE）：条件刺激与内在唤起刺激相联系而产生的习得反应。

条件刺激（CONDITIONAL STIMULUS）：一种先前的中性刺激，通过与一种无条件刺激联系，可以产生条件反应。

结果（CONSEQUENCE）：发生在行为之后，并影响该行为的发生或形式的事件。

内隐致敏法（CONVERT SENSITIZATION）：一种意在通过将适应不良行为与意象中的厌恶事件配对，从而减少适应不良行为的程序。

线索暴露（CUE EXPOSURE）：暴露于与物质相关的线索，从而消退对该线索的条件反应。

辩证行为疗法（DIALECTICAL BEHAVIOR THERAPY）：由莱恩汉提出的一种侧重于在接受和改变之间达到平衡的疗法。

两极思维（DICHOTOMOUS THINKING）：一种只考虑极端情况的认知错误。

解离（DISTANCING）：一种学习更客观地看待自己的想法，并将它们视为假设而非事实的认知技巧。

箭头向下技术（DOWNWARD ARROW TECHNIQUE）：一种认知疗法技巧，在使用这种技巧时会不断引申一种特定思维的结果，直至其最终含义。

建立行动（ESTABLISHING OPERATIONS）：改变强化或惩罚结果之影响的事件或生物学情况。

暴露疗法（EXPOSURE THERAPY）：一套系统地或重复地面对刺激的程序，比如患有焦虑障碍的情况下去面对产生恐惧感的刺激，或者在患有物质使用障碍的情况下去面对与毒品相关的刺激。

消退（EXTINGUISH）：通过无条件刺激或结果的缺失，从而减少条件反应。

满灌疗法（FLOODING EXPOSURE）：长期不间断地暴露于高度唤起焦虑的刺激面前。

功能分析（FUNCTIONAL ANALYSIS）：对认知、行为、情绪以及环境和文化情境间的因果关系的分析。

习惯逆转（HABIT REVERSAL）：一套用于减少受自我刺激控制的紧张习惯、抽搐，以及一些重复性行为的程序。

习惯化（HABITUATION）：由于重复暴露于某种刺激面前，从而产生反应强度降低的结果。

等级（HIERARCHY）：将暴露治疗中反复面临的活动或场景的清单，根据难度由低向高进行排列。

家庭作业（HOMEWORK）：治疗面询与面询之间需要完成的任务或练习。

假设检验（HYPOTHESIS TESTING）：一种认知疗法方法，也被称作行为实验，包含旨在收集驳斥思维扭曲的信息的行为练习。

抑制性学习（INHIBITORY LEARNING）：某一条件刺激的抑制性联结或期望的发展；

条件刺激不再预示无条件刺激。

操作性条件反射（INSTRUMENTAL CONDITIONING）：依据结果，影响或修正自发行为。

内感性暴露（INTEROCEPTIVE EXPOSURE）：重复、系统地暴露于让人恐惧的躯体感觉。

非理性信念（IRRATIONAL BELIEFS）：在埃利斯看来，有些信念不可能会得到环境的支持或证实，且在困难面前，这些信念会导致不适宜的消极情绪。

逻辑经验主义（LOGICAL EMPIRICISM）：一种以评估证据作为支持或否认评价的方式的认知疗法策略。

正念（MINDFULNESS）：一套用来学习不做判断地进行观察的策略，要么接受经验，要么对其采取开放态度，并放弃改变私人事件的尝试。

操作性行为（OPERANT BEHAVIOR）：作用于环境并由其结果保持的行为。

结果预期（OUTCOME EXPECTANCY）：有关事件发生之可能性和效价的信念。

过度泛化（OVERGENERALIZATION）：一种认知错误，将单个事例看作更广泛事件类别的表现。

个人科学家视角（PERSONAL SCIENTIST PERSPECTIVE）：成为一个对自身反应的客观观察者。

问题解决（PROBLEM SOLVING）：一套用于识别问题，并产生可能的处理问题的措施及行动计划的技能。

渐进肌肉放松（PROGRESSIVE MUSCLE RELAXATION）：一套由雅各布森提出的在全身渐进实施，用于缓解肌肉紧张的程序。

惩罚物（PUNISHER）：导致行为发生频率降低的结果。

理性信念（RATIONAL BELIEFS）：埃利斯认为，有些信念能够改善生存质量、增加幸福感；它们能在环境中找到经验支持，并且在遇到困难时会引起适宜的行为和情绪反应。

理性辨论（RATIONAL DISPUTATION）：一套由埃利斯开创的技术，用于与非理性信念辨论。

理性情绪行为疗法（RATIONAL–EMOTIVE BEHAVIOR THERAPY）：一种由阿尔伯特·埃利斯提出的认知疗法，旨在驳斥非理性信念，并用理性信念替代。

交互决定论（RECIPROCAL DETERMINISM）：行为、认知和环境因素之间持续的相互影响。

强化（REINFORCER）：导致行为发生频率增加的结果。

反应预防（RESPONSE PREVENTION）：一种用来阻断回避行为的策略，常运用于强迫症。

受规则支配的行为（RULE–GOVERNED BEHAVIOR）：不是由环境中的先行事件或结果控制，而是受语言描述的规则所控制的行为。

安全信号（SAFETY SIGNAL）：预示厌恶性无条件刺激消失的刺激，也被称作条件性抑制物。

图式（SCHEMA）：一套内在的关于自我和世界的信念，常被用于感知、编码和回忆信息。

自我效能（SELF-EFFICACY）：坚信自己可以成功地按要求执行一个可以产生某种结果的行为。

自我指导训练（SELF-INSTRUCTION TRAINING）：由唐纳德·梅肯鲍姆提出的一套程序，包含用于处理困难情境的外显的和内隐的自我陈述。

自我监控（SELF-MONITORING）：当想法、行为和情绪发生时，观察并记录其发生情况及功能关系。

塑造（SHAPING）：运用强化方法来发展低频率的或者新的行为。

技能训练（SKILLS TRAINING）：一套用于发展新行为的以工具性为基础的程序。

社会学习理论（SOCIAL LEARNING THEORY）：罗特和班杜拉开创的理论，将认知的融入视为学习的关键决定因素。

苏格拉底式提问（SOCRATIC QUESTIONING）：一项运用于认知疗法的技术，它能促进患者发现自己思维中的错误，并发现不同的思维方式。

刺激控制（STIMULUS CONTROL）：一个行为在某个特定刺激存在时发生，而在这个刺激不存在时就不会发生。

系统脱敏疗法（SYSTEMATIC DESENSITIZATION）： 沃尔普发展的一套程序，其中放松方法起对抗条件反射的作用，以相互抑制与导致恐惧的意象相关的焦虑。

治疗师示范（THERAPIST MODELING）： 治疗师演示来访者需要模仿的特定行为或者认知。

行为疗法第三思潮（THIRD WAVE BEHAVIORAL THERAPIES）： 强调认知的功能而不是其内容的行为疗法。

无条件刺激（UNCONDITIONAL STIMULUS）： 一种固有的唤起性刺激，可能是厌恶性刺激，也可能是欲求性刺激。

统一协议（UNIFIED PROTOCOLS）： 应对一系列广泛的消极情绪、认知及行为的认知行为疗法。

虚拟现实暴露（VIRTUAL REALITY EXPOSURE）： 使用虚拟现实技术的暴露。

推荐阅读

Barlow, D. H. (Ed). (2014). *Clinical handbook of psychological disorders: A step-by step treatment manual* (5th ed.). New York, NY: Guilford Press.

Dobson, K. (Ed). (2010). *Handbook of cognitive behavioral therapies* (3rd ed.).

Farmer, R. F., & Chapman, A. L. (2008). *Behavioral interventions in cognitive-behavior therapy: Practical guidance for putting theory into action.*

Hays, P. A., & Iwamasa, G. Y. (2006). *Culturally responsive cognitive-behavioral therapy:Assessment, practice, and supervision.*

Martell, C. R., Dimidjian, S., & Herman-Dunn, R. (2010). *Behavioral activation for depression: A clinician's guide.* New York, NY: Guilford Press.

Miranda, J., Bernal, G., Lau, A., Kohn, L., Hwang, W.-C., & LaFromboise, T. (2005). State of the science on psychosocial interventions for ethnic minorities.*Annual Review of Clinical Psychology*, 1, 113-142.

O'Donohue, W., Fisher, J. E., & Hayes, S. C. (Eds.). (2003). *Cognitive behaviortherapy: Applying empirically supported techniques in your practice.* Hoboken,

NJ: Wiley.

Rapee, R. M., Wignall, A., Spence, S. H., Cobham, V., & Lyneham, H. (2008). *Helpingyour anxious child: A step-by-step guide for parents* (2nd ed.). Oakland, CA: New Harbinger.

American Psychological Association Psychotherapy Training Videos (Series:Cognitive Behavioral Therapy Techniques and Strategies) [DVDs].

参考文献

Addis, M. E., & Jacobson, N. S. (2000). A closer look at the treatment rationale and homework compliance in cognitive-behavioral therapy for depression. *Cognitive Therapy and Research, 24*, 313-326.

American Psychological Association. (2005). *Policy statement on evidence-based practice in psychology.* Washington, DC: Author.

Amir, N., Beard, C., Burns, M., & Bomyea, J. (2009). Attention modification program in individuals with generalized anxiety disorder. *Journal of Abnormal Psychology, 118*, 28-33.

Andrews, G., Newby, J. M., & Williams, A. D. (2015). Internet-delivered cognitive behavior therapy for anxiety disorders is here to stay. *Current Psychiatry Reports, 17*, 533.

APA Presidential Task Force on Evidence-Based Practice. (2006). Evidence-based practice in psychology. *American Psychologist, 61*, 271-285.

Arch, J. J., Eifert, G. H., Davies, C., Plumb, J. C., Rose, R. D., & C raske, M. G. (2012). Randomized trial of cognitive behavioral therapy (CBT) versus acceptance and commitment therapy (ACT) for the treatment of mixed anxiety disorders. *Journal of Consulting and Clinical Psychology, 80*, 750-765.

Azrin, N. H., & Nunn, R. G. (1974). A rapid method of eliminating stuttering by a regulated breathing approach. *Behaviour Research and Therapy, 12*, 279-286.

Bandura, A. (1969). Social learning of moral judgments. *Journal of Personality and Social sychology, 11*, 275-279.

Bandura, A. (1973). *Aggression: A social learning analysis.* Oxford, England:

Prentice Hall.

Bandura, A. (1977). Self-efficacy: Toward a unifying theory of behavioral change. *Psychological Review, 84,* 191-215.

Bandura, A. (1978). Reflections on self-efficacy. *Advances in behavioral research and therapy, 1,* 237-269.

Bandura, A. (1988). Self-efficacy conception of anxiety. *Anxiety Research, 1,* 77-98.

Barlow, D. H., & Craske, M. G. (1988). The phenomenology of panic. In S. Rachman & J. D. Maser (Eds.), *Panic: Psychological perspectives* (pp. 11-35). Hillsdale, NJ: Erlbaum.

Barrett, P., Farrell, L., Dadds, M., & Boulter, N. (2005). Cognitive-behavioral family treatment of childhood obsessive-compulsive disorder: Long-term follow-up and predictors of outcome. *Journal of the American Academy of Child & Adolescent Psychiatry, 44,* 1005-1014.

Başoğlu, M., Marks, I. M., Kiliç, C., Swinson, R. P., Noshirvani, H., Kuch, K., & O'Sullivan, G. (1994). Relationship of panic, anticipatory anxiety, agoraphobia and global improvement in panic disorder with agoraphobia treated with alprazolam and exposure. *The British Journal of Psychiatry, 164,* 647-652.

Battagliese, G., Caccetta, M., Luppino, O. I., Baglioni, C., Cardi, V., Mancini, F., & Buonanno, C. (2015). Cognitive-behavioral therapy for externalizing disorders: A meta-analysis of treatment effectiveness. *Behaviour Research and Therapy, 75,* 60-71.

Beck, A. T. (1963). Thinking and depression: I. Idiosyncratic content and cognitive distortions. *Archives of General Psychiatry, 9,* 324-333.

Beck, A. T. (1976). *Cognitive therapy and the emotional disorders.* New York, NY: International Universities Press.

Beck, A. T. (1993). Cognitive therapy: Past, present, and future. *Journal of Consulting and Clinical Psychology, 61,* 194-198.

Beck, A. T. (2005). The current state of cognitive therapy: A 40-year retrospective. *Archives of General Psychiatry, 62,* 953-959.

Beck, A. T., & Clark, D. A. (1997). An information processing model of anxiety:Automatic and strategic processes. *Behaviour Research and Therapy, 35,* 49-58.

Beck, A. T., Rush, A. J., Shaw, B. E., & Emery, G. (1979). *Cognitive therapy of depression*. New York, NY: Guilford Press.

Bernstein, D. A., & Borkovec, T. D. (1973). *Progressive relaxation training: A manual for the helping professions*. Champaign, IL: Research Press.

Borkovec, T. D., Newman, M. G., Pincus, A. L., & Lytle, R. (2002). A component analysis of cognitive-behavioral therapy for generalized anxiety disorder and the role of interpersonal problems. *Journal of Consulting and Clinical Psychology*, *70*, 288-298.

Bouton, M. E., García-Gutiérrez, A., Zilski, J., & Moody, E. W. (2006). Extinction in multiple contexts does not necessarily make extinction less vulnerable to relapse. *Behaviour Research and Therapy*, *44*, 983-994.

Bouton, M. E., Woods, A. M., Moody, E. W., Sunsay, C., & García–Gutiérrez, A. (2006). Counteracting the context-dependence of extinction: Relapse and tests of some relapse prevention methods. In M. G. Craske, D. Hermans, & D. Vansteenwegen (Eds.), *Fear and learning: From basic processes to clinical implications* (pp. 175-196).

Boyd, T. L., & Levis, D. J. (1983). Exposure is a necessary condition for fearreduction: A reply to de Silva and Rachman. *Behaviour Research and Therapy*, *21*, 143-149.

Brewin, C. R. (2006). Understanding cognitive behaviour therapy: A retrieval competition account. *Behaviour Research and Therapy*, *44*, 765-784.

Brosan, L., Reynolds, S., & Moore, R. G. (2007). Factors associated with competence in cognitive therapists. *Behavioural and Cognitive Psychotherapy*, *35*, 179-190.

Burns, D. D. (1980). *Feeling good: The new mood therapy*. New York, NY: Morrow.

Burns, D. D., & Spangler, D. L. (2000). Does psychotherapy homework lead to improvements in depression in cognitive-behavioral therapy or does improvement lead to increased homework compliance? *Journal of Consulting and Clinical Psychology*, *68*, 46-56.

Burns, D. D., & Spangler, D. L. (2001). Do changes in dysfunctional attitudes mediate changes in depression and anxiety in cognitive behavioral therapy? *Behavior Therapy*, *32*, 337-369.

Butler, A. C., Chapman, J. E., Forman, E. M., & Beck, A. T. (2006). The empirical status of cognitive-behavioral therapy: A review of meta-analyses. *Clinical Psychology Review*, *26*, 17-31.

Cautela, J. R. (1967). Covert sensitization. *Psychological Reports, 20,* 459-468.

Cerny, J. A., Barlow, D. H., Craske, M. G., & Himadi, W. G. (1987). Couples treatment of agoraphobia: A two-year follow–up. *Behavior Therapy, 18,* 401-415.

Clark, D. A., Beck, A. T., & Alford, B. A. (1999). *Scientific foundations of cognitive theory and therapy of depression.* Hoboken, NJ: Wiley.

Clark, D. M., Ehlers, A., Hackmann, A., McManus, F., Fennell, M., Grey, N., Wild, J. (2006). Cognitive therapy versus exposure and applied relaxation in social phobia: A randomized controlled trial. *Journal of Consulting and Clinical Psychology, 74,* 568-578.

Collins, B. N., & Brandon, T. H. (2002). Effects of extinction context and retrieval cues on alcohol cue reactivity among nonalcoholic drinkers. *Journal of Consulting and Clinical Psychology, 70,* 390-397.

Conoley, C. W., Padula, M. A., Payton, D. S., & Daniels, J. A. (1994). Predictors of client implementation of counselor recommendations: Match with problem, difficulty level, and building on client strengths. *Journal of Counseling Psychology, 41,* 3-7.

Cote, G., Gauthier, J. G., Laberge, B., Cormier, H. J., & Plamondon, J. (1994). Reduced therapist contact in the cognitive behavioral treatment of panic disorder. *Behavior Therapy, 25,* 123-145.

Craske, M. G., & Barlow, D. H. (2008). Panic disorder and agoraphobia. In D. H. Barlow (Ed.), *Clinical handbook of psychological disorders* (4th ed., pp. 1-61). New York, NY: Guilford Press.

Craske, M. G., Farchione, T. J., Allen, L. B., Barrios, V., Stoyanova, M., & Rose, R. (2007). Cognitive behavioral therapy for panic disorder and comorbidity: More of the same or less of more? *Behaviour Research and Therapy, 45,* 1095-1109.

Craske, M. G., Kircanski, K., Zelikowsky, M., Mystkowski, J., Chowdhury, N., & Baker, A. (2008). Optimizing inhibitory learning during exposure therapy. *Behaviour Research and Therapy, 46,* 5-27.

Craske, M. G., Niles, A. N., Burklund, L. J., Wolitzky-Taylor, K. B., Plumb, J. C., Arch, J. J., ... Lieberman, M. D. (2014). Randomized controlled trial of cognitive behavioral therapy and acceptance and commitment therapy for social anxiety disorder: Outcomes and moderators. *Journal of Consulting and Clinical Psychology, 80,* 786-799.

Craske, M. G., Roy-Byrne, P., Stein, M. B., Sullivan, G., Hazlett-Stevens, H., Bystritsky, A., & herbourne, C. (2006). CBT intensity and outcome for panic disorder in a primary care setting. *Behavior Therapy*, *37*, 112-119.

Craske, M. G., Stein, M. B., Sullivan, G., Sherbourne, C., Bystritsky, A., Rose, D., ... Roy-Byrne, P. (2011). Disorder-specific impact of coordinated anxiety learning and management treatment for anxiety disorders in primary care. *Archives of General Psychiatry*, *68*, 378-388.

Craske, M. G., Treanor, M., Conway, C. C., Zbozinek, T., & Vervliet, B. (2014). Maximizing exposure therapy: An inhibitory learning approach. *Behaviour Research and Therapy*, *58*, 10-23.

Craske, M. G., & Tsao, J. C. I. (1999). Self-monitoring with panic and anxiety disorders. *Psychological Assessment*, *11*, 466-479.

Cristea, I. A., Kok, R. N., & Cuijpers, P. (2015). Efficacy of cognitive bias modification interventions in anxiety and depression: Meta-analysis. *The British Journal of Psychiatry*, *206*, 7-16.

Crits–Christoph, P., Connolly, M. B., Gallop, R., Barber, J. P., Tu, X., Gladis, M., & Siqueland, L. (2001). Early improvement during manual-guided cognitive and dynamic psychotherapies predicts 16-week remission status. *Journal of Psychotherapy Practice & Research*, *10*, 145-154.

Cuijpers, P., van Straten, A., & Warmerdam, L. (2007). Behavioral activation treatments of depression: A meta-analysis. *Clinical Psychology Review*, *27*, 318-326.

Culver, N. C., Vervliet, B., & Craske, M. G. (2014). Compound extinction: Using the Rescorla-Wagner model to maximize exposure therapy effects for anxiety disorders. *Clinical Psychological Science*, *3*, 1-14.

Dalgleish, T., & Werner-Seidler, A. (2014). Disruptions in autobiographical memory processing in depression and the emergency of memory therapeutics. *Trends in Cognitive Sciences*, *18*, 596-604.

Davey, G. C. L. (2006). Cognitive mechanisms in fear acquisition and maintenance.In M. G. Craske, D. Hermans, & D. Vansteenwegen (Eds.), *Fear and learning: From basic processes to clinical implications* (pp. 99-116).

Dimidjian, S., Hollon, S. D., Dobson, K. S., Schmaling, K. B., Kohlenberg, R. J., Addis, M. E., ... Jacobson, N. S. (2006). Randomized trial of behavioral activation, cognitive therapy, and antidepressant medication in the acute treatment of adults with major depression. *Journal of Consulting and Clinical*

Psychology, 74, 658-670.

Dobson, K. S., Hollon, S. D., Dimidjian, S., Schmaling, K. B., Kohlenberg, R. J., Gallop, R. J., ... Jacobson, N. S. (2008). Randomized trial of behavioral activation, cognitive therapy, and antidepressant medication in the prevention of relapse and recurrence in major depression. *Journal of Consulting and Clinical Psychology, 76*, 468-477.

Dow, M. G. (1994). Social inadequacy and social skills. In L. W. Craighead, W. E. Craighead, A. E. Kazdin, & M. J. Mahoney (Eds.), *Cognitive and behavioral interventions: An empirical approach to mental health problems* (pp. 123-140).Boston, MA: Allyn & Bacon.

Durham, R. C., Chambers, J. A., Power, K. G., Sharp, D. M., Macdonald, R. R.,Major, K. A., ... Gumley, A. I. (2005). Long-term outcome of cognitive behaviour therapy clinical trials in central Scotland. *Health Technology Assessment, 9*, 1-174.

D'Zurilla, T. J., & Nezu, A. M. (1999). *Problem-solving therapy: A social competence approach to clinical intervention* (2nd ed.). New York, NY: Springer.

Edelman, R. E., & Chambless, D. L. (1995). Adherence during sessions and homework in cognitive-behavioral group treatment of social phobia. *Behaviour Research and Therapy, 33*, 573-577.

Eelen, P., & Vervliet, B. (2006). Fear conditioning and clinical implications: What can we learn from the past? In M. G. Craske, D. Hermans, & D. Vansteenwegen (Eds.), *Fear and learning: From basic processes to clinical implications* (pp. 17-35).

Eifert, G. H., Forsyth, J. P., & Schauss, S. L. (1993). Unifying the field: Developing an integrative paradigm for behavior therapy. *Journal of Behavior Therapy and Experimental Psychiatry, 24*, 107-118.

Eifert, G. H., & Heffner, M. (2003). The effects of acceptance versus control contexts on avoidance of panic-related symptoms. *Journal of Behavior Therapy and Experimental Psychiatry, 34*, 293-312.

Ekers, D., Richards, D., & Gilbody, S. (2008). A meta-analysis of randomized trials of behavioural treatment of depression. *Psychological Medicine, 38*, 611-623.

Ekers, D., Webster, L., Van Straten, A., Cuijpers, P., Richards, D., & Gilbody, S. (2014). Behavioural activation for depression; an update of meta-analysis of effectiveness and sub group analysis. *PLoS One*, *9*, e100100.

Ellis, A. (1957). Outcome of employing three techniques of psychotherapy. *Journal of Clinical Psychology*, *13*, 344-350.

Ellis, A. (1962). *Reason and emotion in psychotherapy*. New York, NY: Lyle Stuart.

Ellis, A. (2003). Cognitive restructuring of the disputing of irrational beliefs. In W.O'Donohue, J. E. Fisher, & S. C. Hayes (Eds.), *Cognitive behavior therapy: Applying empirically supported techniques in your practice* (pp. 79-83). Hoboken, NJ: Wiley.

Eysenck, H. J. (1952). The effects of psychotherapy: An evaluation. *Journal of Consulting Psychology*, *16*, 319–324.

Eysenck, H. J. (Ed.). (1960). *Behavior therapy and the neuroses*. Oxford, England: Pergamon.

Fairburn, C. G., Cooper, Z., Shafran, R., & Wilson, G. T. (2008). Eating disorders: A transdiagnostic protocol. In D. H. Barlow (Ed.), *Clinical handbook of psychological disorders* (4th ed., pp. 578-614). New York, NY: Guilford Press.

Farchione, T. J., Fairholme, C. P., Ellard, K. K., Boisseau, C. L., Thompson-Hollands, J., Carl, J. R., ... Barlow, D. H. (2012). Unified protocol for transdiagnostic treatment of emotional disorders: A randomized controlled trial. *Behavior Therapy*, *43*, 666-678.

Farmer, R. F., & Chapman, A. L. (2008). *Behavioral interventions in cognitive behavior therapy*. Washington, DC: American Psychological Association.

Feeley, M., DeRubeis, R. J., & Gelfand, L. A. (1999). The temporal relation of adherence and alliance to symptom change in cognitive therapy for depression. *Journal of Consulting and Clinical Psychology*, *67*, 578-582.

Ferguson, K. E. (2003). Relaxation. In W. O'Donohue, J. E. Fisher, & S. C. Hayes (Eds.), *Cognitive behavior therapy: Applying empirically supported techniques in your practice* (pp. 330-340). Hoboken, NJ: Wiley.

Fernandez, E., Salem, D., Swift, J. K., & Ramtahal, N. (2015). Meta-analysis of dropout from cognitive behavioral therapy: Magnitude, timing, and moderators. *Journal of Consulting and Clinical Psychology*, *83*, 1108-1122.

Feske, U., & Chambless, D. L. (1995). Cognitive behavioral versus exposure only treatment for social phobia: A meta–analysis. *Behavior Therapy*, *26*, 695-720.

Foa, E. B., & Kozak, M. J. (1986). Emotional processing of fear: Exposure to corrective information. *Psychological Bulletin, 99*, 20-35.

Foa, E. B., & McNally, R. J. (1996). Mechanisms of change in exposure therapy. In R. M. Rapee (Ed.), *Current controversies in the anxiety disorders* (pp. 329-343). New York, NY: Guilford Press.

Foa, E. B., Steketee, G., Grayson, J. B., Turner, R. M., & Latimer, P. (1984). Deliberate exposure and blocking of obsessive-compulsive rituals: Immediate and long-term effects. *Behavior Therapy, 15*, 450-472.

Ford, T. E., & Kruglanski, A. W. (1995). Effects of epistemic motivations on the use of accessible constructs in social judgment. *Personality and Social Psychology Bulletin, 21*, 950-962.

Fournier, J. C., DeRubeis, R. J., Shelton, R. C., Hollon, S. D., Amsterdam, J. D., & Gallop, R. (2009). Prediction of response to medication and cognitive therapy in the treatment of moderate to severe epression. *Journal of Consulting and Clinical Psychology, 77*, 775.

Gardenswartz, C. A., & Craske, M. G. (2001). Prevention of panic disorder. *Behavior Therapy, 32*, 725-737.

Garratt, G., Ingram, R. E., Rand, K. L., & Sawalani, G. (2007). Cognitive processes in cognitive therapy: Evaluation of the mechanisms of change in the treatment of depression. *Clinical Psychology: Science and Practice, 14*, 224-239.

Garssen, B., de Ruiter, C., & van Dyck, R. (1992). Breathing retraining: A rational placebo? *Clinical Psychology Review, 12*, 141-153.

Ginsburg, G. S. (2009). The Child Anxiety Prevention Study: Intervention model and primary outcomes. *Journal of Consulting and Clinical Psychology, 77*, 580-587.

Ginsburg, G. S., Becker, E. M., Keeton, C. P., Sakolsky, D., Piacentini, J., Albano, A. M., ... Kendall, P. C. (2014). Naturalistic follow-up of youths treated for pediatric anxiety disorders. *JAMA sychiatry, 71*, 310-318.

Glenn, D., Golinelli, D., Rose, R. D., Roy-Byrne, P., Stein, M. B., Sullivan, G., ... Craske, M. G. (2013). Who gets the most out of cognitive behavioral therapy for anxiety disorders? The role of treatment dose and patient engagement. *Journal of Consulting and Clinical Psychology, 81*, 639-649.

Gloster, A. T., Wittchen, H. U., Einsle, F., Lang, T., Helbig-Lang, S., Fydrich, T., ... Arolt, V. (2011). Psychological treatment for panic disorder with agoraphobia: A randomized controlled trial to examine the role of therapist-guided exposure in situ in CBT. *Journal of Consulting and Clinical Psychology, 79*, 406-420.

Goldfried, M. R. (1971). Systematic desensitization as training in self-control. *Journal of Consulting and Clinical Psychology, 37*, 228-234.

Goldfried, M. R., & Davison, G. C. (1994). *Clinical behavior therapy.* New York, NY: Wiley.

Gottfried, J. A., & Dolan, R. J. (2004). Human orbitofrontal cortex mediates extinction learning while accessing conditioned representations of value. *Nature Neuroscience, 7*, 1144-1152.

Gottman, J., Notarius, C., Markman, H., Bank, S., Yoppi, B., & Rubin, M. E. (1976).Behavior exchange theory and marital decision making. *Journal of Personality and Social Psychology, 34*, 14-23.

Gould, R. L., Coulson, M. C., & Howard, R. J. (2012). Efficacy of cognitive behavioral therapy for anxiety disorders in older people: A meta-analysis and meta-regression of randomized controlled trials. *Journal of the American Geriatrics Society, 60*, 218-229.

Greenberg, L. S., & Safran, J. D. (1989). Emotion in psychotherapy. *American Psychologist, 44*, 19-29.

Haaga, D. A. F., & Davison, G. C. (1993). An appraisal of rational-emotive therapy. *Journal of Consulting and Clinical Psychology, 61*, 215-220.

Haby, M. M., Donnelly, M., Corry, J., & Vos, T. (2006). Cognitive behavioural therapy for depression, panic disorder and generalized anxiety disorder: A metaregression of factors that may predict outcome. *Australian and New Zealand Journal of Psychiatry, 40*, 9-19.

Hahlweg, K., Fiegenbaum, W., Frank, M., Schroeder, B., & von Witzleben, I. (2001). Short- and long-term effectiveness of an empirically supported treatment for agoraphobia. *Journal of Consulting and Clinical Psychology, 69*,375-382.

Hardwicke, T. E., Taqi, M., & Shanks, D. R. (2016). Postretrieval new learning does not reliably induce human memory updating via reconsolidation. *Proceedings of the National Academy of Sciences of the United States of America, 113*, 5206-5211.

Haug, T., Nordgreen, T., Öst, L. G., Tangen, T., Kvale, G., Hovland, O. J., ... Havik, O. E. (2016). Working alliance and competence as predictors of outcome in cognitive behavioral therapy for social anxiety and panic disorder in adults. *Behaviour Research and Therapy, 77*, 40-51.

Hayes, A. M., Feldman, G. C., Beevers, C. G., Laurenceau, J. P., Cardaciotto, L., & Lewis-Smith, J. (2007). Discontinuities and cognitive changes in an exposurebased cognitive therapy for depression. *Journal of Consulting and Clinical Psychology*,75, 409-421.

Hayes, S. C. (1994). Content, context, and the types of psychological acceptance. In S. C. Hayes, N. S. Jacobson, V. M. Follette, & M. J. Dougher (Eds.), *Acceptance and change: Content and context in psychotherapy* (pp. 13–32). Reno, NV:Context Press.

Hayes, S. C. (2004). Acceptance and commitment therapy, relational frame theory, and the third wave of behavioral and cognitive therapies. *Behavior Therapy*,35, 639-665.

Hayes, S. C., & Lillis, J. (2012). *Acceptance and commitment therapy*. Washington, DC: American Psychological Association.

Hayes, S. C., & Pankey, J. (2003). Acceptance. In W. O'Donohue, J. Fisher, & S. C. Hayes (Eds.), *Cognitive behavior therapy: Applying empirically supported techniques in your practice* (pp. 4-9). Hoboken, NJ: Wiley.

Hayes, S. C., Strosahl, K. D., & Wilson, K. G. (1999). *Acceptance and commitment therapy: An experiential approach to behavior change*. New York, NY: Guilford Press.

Hays, P. A., & Iwamasa, G. Y. (Eds.). (2006). *Culturally responsive cognitive-behavioral therapy: Assessment, practice, and supervision*.

Hecker, J. E., Losee, M. C., Roberson-Nay, R., & Maki, K. (2004). Mastery of your anxiety and panic and brief therapist contact in the treatment of panic disorder. *Journal of Anxiety Disorders, 18*, 111-126.

Heide, F. J., & Borkovec, T. D. (1983). Relaxation–induced anxiety: Paradoxical anxiety enhancement due to relaxation training. *Journal of Consulting and Clinical Psychology, 51*, 171-182.

Heidt, J. M., & Marx, B. P. (2003). Self-monitoring as a treatment vehicle. In W. O'Donohue, J. E. Fisher, & S. C. Hayes (Eds.), *Cognitive behavior therapy: Applying empirically supported techniques in your practice* (pp. 361-367). New York, NY: Wiley.

Heldt, E., Kipper, L., Blaya, C., Salum, G. A., Hirakata, V. N., Otto, M. W., & Manfro, G. G. (2011). Predictors of relapse in the second follow-up year post cognitive- behavior therapy for panic disorder. *Revista Brasileira de Psiquiatria, 33*, 23-29.

Hettema, J. M., Annas, P., Neale, M. C., Kendler, K. S., & Fredrikson, M. (2003).A twin study of the genetics of fear conditioning. *Archives of General Psychiatry, 60*, 702-708.

Hofmann, S. G. (2006). The importance of culture in cognitive and behavioral practice. *Cognitive and Behavioral Practice, 13*, 243-245.

Hofmann, S. G., Meuret, A. E., Rosenfield, D., Suvak, M. K., Barlow, D. H., Gorman, J. M., ... Woods, S. W. (2007). Preliminary evidence for cognitive mediation during cognitive-behavioral therapy of panic disorder. *Journal of Consulting and Clinical Psychology, 75*, 374-379.

Hofmann, S. G., & Smits, J. A. (2008). Cognitive-behavioral therapy for adult anxiety disorders: A meta-analysis of randomized placebo-controlled trials. *The Journal of Clinical Psychiatry, 69*, 621-632.

Holden, A. E., Jr., O'Brien, G. T., Barlow, D. H., Stetson, D., & Infantino, A. (1983). Self-help manual for agoraphobia: A preliminary report of effectiveness. *Behavior Therapy, 14*, 545-556.

Hollon, S. D., Areán, P. A., Craske, M. G., Crawford, K. A., Kivlahan, D. R., Magnavita, J. J., ... Kurtzman, H. (2014). Development of clinical practice guidelines. *Annual Review of Clinical Psychology, 10*, 213-241.

Houmanfar, R., Maglieri, K. A., & Roman, H. R. (2003). Behavioral contracting. In W. O'Donohue, J. E. Fisher, & S. C. Hayes (Eds.), *Cognitive behavior therapy: Applying empirically supported techniques in your practice* (pp. 40-45). Hoboken, NJ: Wiley.

Hull, C. L. (1943). *Principles of behavior.* New York, NY: Appleton-Century-Crofts. Huppert, J. D., Bufka, L. F., Barlow, D. H., Gorman, J. M., Shear, M. K., & Woods, S. W. (2001). Therapists, therapist variables, and cognitive-behavioral therapy outcome in a multicenter trial for panic disorder. *Journal of Consulting and Clinical Psychology, 69*, 747-755.

Hwang, W.-C. (2006). The psychotherapy adaptation and modification framework: Application to Asian Americans. *American Psychologist, 61*, 702-715.

Hwang, W.-C., & Wood, J. (2007). Being culturally sensitive is not the same as being culturally competent. *Pragmatic Case Studies in Psychotherapy, 3*, 44-50.

Ilardi, S. S., & Craighead, W. E. (1999). Rapid early response, cognitive modification, and nonspecific factors in cognitive behavior therapy for depression: A reply to Tang and DeRubeis. *Clinical Psychology: Science and*

Practice, 6, 295-299.

Jacobson, E. (1938). *Progressive muscle relaxation.* Chicago, IL: University of Chicago Press.

Jacobson, N. S., Dobson, K. S., Truax, P. A., Addis, M. E., Koerner, K., Gollan, J. K., ... Prince, S. E. (1996). A component analysis of cognitive-behavioral treatment for depression. *Journal of Consulting and Clinical Psychology, 64,* 295-304.

Jacobson, N. S., Martell, C. R., & Dimidjian, S. (2001). Behavioral activation treatment for depression: Returning to contextual roots. *Clinical Psychology: Science and Practice, 8,* 255-270.

James, I. A., Blackburn, I. M., Milne, D. L., & Reichfelt, F. K. (2001). Moderators of trainee therapists' competence in cognitive therapy. *British Journal of Clinical Psychology, 40,* 131-141.

Jarrett, R. B., Vittengl, J. R., Doyle, K., & Clark, L. A. (2007). Changes in cognitive content during and following cognitive therapy for recurrent depression: Substantial and enduring, but not predictive of change in depressive symptoms. *Journal of Consulting and Clinical Psychology, 75,* 432-446.

Jones, M. C. (1924). A laboratory study of fear: The case of Peter. *Pedagogical Seminary, 31,* 308-315.

Kabat-Zinn, J. (1990). *Full catastrophe living: Using the wisdom of your body and mind to face stress, pain, and illness.* New York, NY: Dell.

Kazantzis, N., Deane, F. P., & Ronan, K. R. (2000). Homework assignments in cognitive and behavioral therapy: A meta-analysis. *Clinical Psychology Science and Practice, 7,* 189-202.

Kazdin, A. E. (2007). Mediators and mechanisms of change in psychotherapy research. *Annual Review of Clinical Psychology, 3,* 1-27.

Kazdin, A. E. (2014). Evidence-based psychotherapies: 1. Qualifiers and limitations in what we know. *South African Journal of Psychology, 44,* 381-403.

Kazdin, A. E., Marciano, P. L., & Whitley, M. K. (2005). The therapeutic alliance in cognitive-behavioral treatment of children referred for oppositional, aggressive, and antisocial behavior. *Journal of Consulting and Clinical Psychology, 73,* 726-730.

Kendall, P. C. (1993). Cognitive-behavioral therapies with youth: Guiding theory, current status, and emerging developments. *Journal of Consulting and Clinical*

Psychology, 61, 235-247.

Kirsch, I., Lynn, S. J., Vigorito, M., & Miller, R. R. (2004). The role of cognition in classical and operant conditioning. *Journal of Clinical Psychology, 60,* 369-392.

Kraft, A. R., & Hoogduin, C. A. (1984). The hyperventilation syndrome. A pilot study on the effectiveness of treatment. *The British Journal of Psychiatry, 145,* 538-542.

Kraus, C. A., Kunik, M. E., & Stanley, M. A. (2007). Use of cognitive behavioral therapy in late-life psychiatric disorders. *Geriatrics, 62,* 21-26.

Kuyken, W., Warren, F. C., Taylor, R. S., Whalley, B., Crane, C., Bondolfi, G., ... Dalgleish, T. (2016). Efficacy of mindfulness-based cognitive therapy in prevention of depressive relapse: An individual patient data meta-analysis from randomized trials. *JAMA Psychiatry, 73,* 565-574.

Laidlaw, K., Davidson, K., Toner, H., Jackson, G., Clark, S., Law, J., ... Cross, S. (2008).A randomised controlled trial of cognitive behaviour therapy vs treatment as usual in the treatment of mild to moderate late life depression. *International Journal of Geriatric Psychiatry, 23,* 843-850.

Lang, P. J. (1971). The application of psychophysiological methods to the study of psychotherapy and behavior modification. In A. E. Bergin & S. L. Garfield (Eds.), *Handbook of psychotherapy and behavior change: An empirical analysis* (pp. 75-125). New York, NY: Wiley.

Lang, P. J., Melamed, B. G., & Hart, J. (1970). A psychophysiological analysis of fear modification using an automated desensitization procedure. *Journal of Abnormal Psychology, 76,* 220-234.

Lavallée, Y.-J., Lamontagne, Y., Pinard, G., Annable, L., & Tétreault, L. (1977). Effects on EMG feedback, diazepam and their combination on chronic anxiety. *Journal of Psychosomatic Research, 21,* 65-71.

LeBeau, R. T., Davies, C. D., Culver, N. C., & Craske, M. G. (2013). Homework compliance counts in cognitive-behavioral therapy. *Cognitive Behaviour Therapy, 42,* 171-179.

Levis, D. J. (1999). The negative impact of the cognitive movement on the continued growth of the behavior therapy movement: A historical perspective. *Genetic, Social, and General Psychology Monographs, 125,* 157-171.

Levitt, J. T., Malta, L. S., Martin, A., Davis, L., & Cloitre, M. (2007). The flexible application of a manualized treatment for PTSD symptoms and functional impairment related to the 9/11 World Trade Center attack. *Behaviour Research and Therapy, 45*, 1419-1433.

Lewinsohn, P. M. (1974). A behavioral approach to depression. In R. M. Freidman & M. M. Katz (Eds.), *The psychology of depression: Contemporary theory andresearch* (pp. 157-185). New York, NY: Wiley.

Li, L., Xiong, L., Zhang, S., Yu, Q., & Chen, M. (2014). Cognitive-behavioral therapy for irritable bowel syndrome: A meta-analysis. *Journal of Psychosomatic Research, 77*, 1-12.

Lindsley, O., Skinner, B., & Solomon, H. (1953). *Studies in behaviour therapy: Status Report 1*. Waltham, MA: Metropolitan State Hospital.

Linehan, M. M. (1994). Case consultation: A borderline dilemma. *Suicide and Life-Threatening Behavior, 24*, 192-198.

Linehan, M. M., Comtois, K. A., Murray, A. M., Brown, M. Z., Gallop, R. J., Heard, H. L., ... Lindenboim, N. (2006). Two-year randomized controlled trial and follow-up of dialectical behavior therapy vs therapy by experts for suicidal behaviors and borderline personality disorder. *Archives of General Psychiatry,63*, 757-766.

Longmore, R. J., & Worrell, M. (2007). Do we need to challenge thoughts in cognitive behavior therapy? *Clinical Psychology Review, 27*, 173-187.

Lovibond, P. F., Davis, N. R., & O' Flaherty, A. S. (2000). Protection from extinction in human fear conditioning. *Behaviour Research and Therapy, 38*, 967-983.

Martell, C. R. (2003). Behavioral activation treatment for depression. In W. O'Donohue, J. E. Fisher, & S. C. Hayes (Eds.), *Cognitive behavior therapy: Applying empirically supported techniques in your practice* (pp. 28-32). Hoboken,NJ:wiley.Martell, C. R., Dimidjian, S., & Herman-Dunn, R. (2010). *Behavioral activation for depression: A clinician's guide*. New York, NY: Guilford Press.

Martin, G., & Pear, J. (2003). *Behavior modification: What it is and how to do it* (7th ed.). Upper Saddle River, NJ: Prentice Hall.

Mason, L., Grey, N., & Veale, D. (2016). My therapist is a student? The impact of therapist experience and client severity on cognitive behavioural therapy outcomes for people with anxiety disorders. *Behavioural and Cognitive Psychotherapy,44*, 193-202.

Mathews, A., & MacLeod, C. (2005). Cognitive vulnerability to emotional disorders.*Annual Review of Clinical Psychology*, *1*, 167-195.

McCabe, R. E., & Antony, M. M. (2005). Panic disorder and agoraphobia. InM. M. Antony, D. R. Ledley, & R. G. Heimberg (Eds.), *Improving outcomes andpreventing relapse in ognitive-behavioral therapy* (pp. 1-37). New York, NY:Guilford Press.

McCrady, B. S. (2008). Alcohol use disorders. In D. H. Barlow (Ed.), *Clinicalhandbook of psychological disorders: A step-by-step treatment manual* (4th ed.,pp. 492-546). New York, NY: Guilford Press.

McFall, R. M., & Marston, A. R. (1970). An experimental investigation of behavior rehearsal in assertive training. *Journal of Abnormal Psychology*, *76*, 295-303.

McManus, E., Clark, D. M., & Hackmann, A. (2000). Specificity of cognitivebiases in social phobia and their role in recovery. *Behavioural and Cognitive Psychotherapy*, *28*, 201-209.

Meichenbaum, D. (1977). *Cognitive behavior modification*. New York, NY: Plenum Press.

Meuret, A. E., Rosenfield, D., Seidel, A., Bhaskara, L., & Hofmann, S. G. (2010). Respiratory and cognitive mediators of treatment change in panic disorder: Evidence for intervention specificity. *Journal of Consulting and Clinical Psychology*,*78*, 691-704.

Meuret, A. E., Seidel, A., Rosenfield, B., Hofmann, S. G., & Rosenfield, D. (2012).Does fear reactivity during exposure predict panic symptom reduction? *Journal of Consulting and Clinical Psychology*, *80*, 773-785.

Meyer, V. (1966). Modification of expectations in cases with obsessional rituals. *Behaviour Research and Therapy*, *4*, 273-280.

Miller, C. (2002). Flooding. In M. Hersen & W. Sledge (Eds.), *Encyclopedia of psychotherapy* (Vol. 1, pp. 809-813).

Miller, W. R., & Rollnick, S. (1991). *Motivational interviewing: Preparing people to change addictive behaviour*. New York, NY: Guilford Press.

Mineka, S., & Zinbarg, R. (2006). A contemporary learning theory perspective on the etiology of anxiety disorders: It's not what you thought it was. *American Psychologist*, *61*, 10-26.

Miranda, J., Bernal, G., Lau, A., Kohn, L., Hwang, W. C., & LaFromboise, T. (2005). State of the science on psychosocial interventions for ethnic minorities. *Annual Review of Clinical Psychology*, *1*, 113-142.

Miranda, J., Nakamura, R., & Bernal, G. (2003). Including ethnic minorities in mental health intervention research: A practical approach to a long-standing problem. *Culture, Medicine and Psychiatry, 27*, 467-486.

Mogg, K., Stopa, L., & Bradley, B. P. (2001). "From the conscious into the unconscious" : What can the cognitive theories of psychopathology learn from Freudian theory? *Psychological Inquiry, 12*, 139-143.

Myers, K. M., & Davis, M. (2007). Mechanisms of fear extinction. *Molecular Psychiatry, 12*, 120-150.

Nader, K., Schafe, G. E., & LeDoux, J. E. (2000, August 17). Fear memories require protein synthesis in the amygdala for reconsolidation after retrieval. *Nature, 406*, 722-726.

Naugle, A. E., & Maher, S. (2003). Modeling and behavioral rehearsal. In W. O' Donohue, J. E. Fisher, & S. C. Hayes (Eds.), *Cognitive behavior therapy: Applying empirically supported techniques in your practice* (pp. 238-246). Hoboken, NJ: Wiley.

Newman, C. F. (2003). Cognitive restructuring: Identifying and modifying maladaptive schemas. In W. O' Donohue, J. E. Fisher, & S. C. Hayes (Eds.), *Cognitive behavior therapy: Applying empirically supported techniques in your practice* (pp. 89-95). Hoboken, NJ: Wiley.

Nezu, A. M., Nezu, C. M., & Lombardo, E. (2003). Problem-solving therapy. In W. O' Donohue, J. E. Fisher, & S. C. Hayes (Eds.), *Cognitive behavior therapy: Applying empirically supported techniques in your practice* (pp. 301-307). Hoboken, NJ: Wiley.

Niles, A. N., Burklund, L. J., Arch, J. J., Lieberman, M. D., Saxbe, D., & Craske, M. G. (2014). Cognitive mediators of treatment for social anxiety disorder:Comparing acceptance and commitment therapy and cognitive-behavioraltherapy. *Behavior Therapy, 45*, 664-677.

Norton, P. J., & Price, E. C. (2007). A meta-analytic review of adult cognitive-behavioral treatment outcome across the anxiety disorders. *Journal of Nervous and Mental Disease, 195*, 521-531.

Öhman, A., & Mineka, S. (2001). Fears, phobias, and preparedness: Toward an evolved module of fear and fear learning. *Psychological Review, 108*, 483-522.

Organista, K. C. (2006). Cognitive-behavioral therapy with Latinos and Latinas. In P. A. Hays & G. Y. Iwamasa (Eds.), *Culturally responsive cognitive-behavioral therapy: Assessment, practice, and supervision* (pp. 73-96).

Ori, R., Amos, T., Bergman, H., Soares-Weiser, K., Ipser, J. C., & Stein, D. J. (2015). Augmentation of cognitive and behavioural therapies (CBT) with D-cycloserine for anxiety and related disorders. *Cochrane Database of Systematic Reviews, 5*, CD007803.

Pavlov, I. P. (1927). *Conditioned reflexes* (G. V. Anrep, Trans). London, England: Oxford University Press.

Poppen, R. (1998). *Behavioral relaxation training and assessment* (2nd ed.). Thousand Oaks, CA: Sage.

Rachman, S. (1978). *Fear and courage.* San Francisco, CA: Freeman.

Rachman, S. (1997). The evolution of cognitive behaviour therapy. In D. M. Clark & C. G. Fairburn (Eds.), *Science and practice of cognitive behaviour therapy* (pp. 3-26). New York, NY: Oxford University Press.

Rachman, S. J., & Hodgson, R. S. (1980). *Obsessions and compulsions.* Englewood Cliffs, NJ: Prentice Hall.

Rachman, S. J., & Wilson, G. T. (1980). *The effects of psychological therapy.* Oxford, England: Pergamon Press.

Rains, J. C. (2008). Change mechanisms in EMG biofeedback training: Cognitive changes underlying improvements in tension headache. *Headache, 48*, 735-736.

Rapee, R. M., Kennedy, S. J., Ingram, M., Edwards, S. L., & Sweeney, L. (2010). Altering the trajectory of anxiety in at-risk young children. *The American Journal of Psychiatry, 167*, 1518-1525.

Rauch, S. L., Shin, L. M., & Phelps, E. A. (2006). Neurocircuitry models of posttraumatic stress disorder and extinction: Human neuroimaging research— Past, present, and future. *Biological Psychiatry, 60*, 376-382.

Rescorla, R. A. (1968). Probability of shock in the presence and absence of CS in fear conditioning. *Journal of Comparative and Physiological Psychology, 66*, 1-5.

Rescorla, R. A. (2001). Experimental extinction. In R. R. Mowrer & S. B. Klein (Eds.), *Handbook of contemporary learning theories* (pp. 119-154). Mahwah, NJ: Erlbaum.

Ressler, K. J., Rothbaum, B. O., Tannenbaum, L., Anderson, P., Graap, K., Zimand, E., ... Davis, M. (2004). Cognitive enhancers as adjuncts to psychotherapy: Use of D-cycloserine in phobic individuals to facilitate extinction of fear. *Archives of General Psychiatry, 61*, 1136-1144.

Richmond, H., Hall, A. M., Copsey, B., Hansen, Z., Williamson, E., Hoxey-Thomas, N., ... Lamb, S. E. (2015). The effectiveness of cognitive behavioural treatment for non-specific low back pain: A systematic review and meta-analysis. *PLoS One, 10,* e0134192.

Robinson, P. (2003). Homework in cognitive behavior therapy. In W. O'Donohue, J. E. Fisher, & S. C. Hayes (Eds.), *Cognitive behavior therapy: Applying empirically supported techniques in your practice* (pp. 202-211). Hoboken, NJ: Wiley.

Rotter, J. B. (1954). *Social learning and clinical psychology.* Englewood Cliffs, NJ: Prentice Hall.

Roy-Byrne, P., Craske, M. G., Sullivan, G., Rose, R. D., Edlund, M. J., Lang, A. J., ... Stein, M. B. (2010). Delivery of evidence-based treatment for multiple anxiety disorders in primary care: A randomized controlled trial. *JAMA, 303*(19), 1921-1928.

Schneider, R. L., Arch, J. J., & Wolitzky-Taylor, K. B. (2015). The state of personalized treatment for anxiety disorders: A systematic review of treatment moderators. *Clinical Psychology Review, 38,* 39-54.

Schneider, A. J., Mataix-Cols, D., Marks, I. M., & Bachofen, M. (2005). Internetguided self–help with or without exposure therapy for phobic and panic disorders. *Psychotherapy and Psychosomatics, 74,* 154-164.

Schultz, J. H., & Luthe, W. (1959). *Autogenic training: A psychophysiologic approach to psychotherapy.* Oxford, England: Grune & Stratton.

Segal, Z. V., Gemar, M., & Williams, S. (1999). Differential cognitive response to a mood challenge following successful cognitive therapy or pharmacotherapy for unipolar depression. *Journal of Abnormal Psychology, 108,* 3-10.

Segal, Z. V., Kennedy, S., Gemar, M., Hood, K., Pedersen, R., & Buis, T. (2006). Cognitive reactivity to sad mood provocation and the prediction of depressive relapse. *Archives of General Psychiatry, 63,* 749-755.

Seligman, M. E. P. (1971). Phobias and preparedness. *Behavior Therapy, 2,* 307-320.

Seligman, M. E. P., Schulman, P., & Tryon, A. M. (2007). Group prevention of depression and anxiety symptoms. *Behaviour Research and Therapy, 45,* 1111-1126.

Sherrington, C. S. (1947). *The integrative action of the central nervous system.* Cambridge, England: Cambridge University Press.

Siegel, S. (1978). Tolerance to the hyperthermic effect of morphine in the rat is a learned response. *Journal of Comparative and Physiological Psychology*, *92*,1137-1149.

Skinner, B. F. (1938). *The behavior of organisms: An experimental analysis*. New York, NY: Appleton-Century-Crofts.

Skinner, B. F. (1953). *Science and human behavior*. Oxford, England: Macmillan.

Smith, G. T., Goldman, M. S., Greenbaum, P. E., & Christiansen, B. A. (1995). Expectancy for social facilitation from drinking: The divergent paths of highexpectancy and low-expectancy adolescents. *Journal of Abnormal Psychology*, *104*, 32-40.

Smith, T. W., & Allred, K. D. (1986). Rationality revisited: A reassessment of the empirical support for the rational-emotive model. In P. C. Kendall (Ed.), *Advances in cognitive-behavioral research and therapy* (Vol. 5, pp. 63-87).

Sotres-Bayon, F., Cain, C. K., & LeDoux, J. E. (2006). Brain mechanisms of fear extinction: Historical perspectives on the contribution of prefrontal cortex. *Biological Psychiatry*, *60*, 329-336.

Spek, V., Cuijpers, P., Nyklícek, I., Riper, H., Keyzer, J., & Pop, V. (2007). Internetbased cognitive behaviour therapy for symptoms of depression and anxiety: A meta-analysis. *Psychological Medicine*, *37*, 319-328.

Stewart, J., de Wit, H., & Eikelboom, R. (1984). Role of unconditioned and conditioned drug effects in the self-administration of opiates and stimulants. *Psychological Review*, *91*, 251-268.

Stewart, R. E., & Chambless, D. L. (2007). Does psychotherapy research inform treatment decisions in private practice? *Journal of Clinical Psychology*, *63*, 267-281.

Stobie, B., Taylor, T., Quigley, A., Ewing, S., & Salkovskis, P. M. (2007). Contents may vary: A pilot study of treatment histories of OCD patients. *Behavioural and Cognitive Psychotherapy*, *35*, 273-282.

Swinson, R. P., Fergus, K. D., Cox, B. J., & Wickwire, K. (1995). Efficacy of telephone-administered behavioral therapy for panic disorder with agoraphobia. *Behaviour Research and Therapy*, *33*, 465-469.

Tang, T. Z., & DeRubeis, R. J. (1999). Reconsidering rapid early response in cognitive behavioral therapy for depression. *Clinical Psychology: Science and Practice*, *6*, 283-288.

Teasdale, J. D. (1993). Emotion and two kinds of meaning: Cognitive therapy and applied cognitive science. *Behaviour Research and Therapy, 31,* 339-354.

Teasdale, J. D., & Barnard, P. J. (1993). *Affect, cognition and change.* Hillsdale, NJ: Erlbaum.

Teasdale, J. D., Segal, Z., & Williams, J. M. (1995). How does cognitive therapy prevent depressive relapse and why should attentional control (mindfulness) training help? *Behaviour Research and Therapy, 33,* 25-39.

Thorndike, E. L. (1898). Animal intelligence. *Psychological Review Monograph Supplement, 2*(4).

Thorndike, E. L. (1932). *The fundamentals of learning.*

Tolin, D. F. (2010). Is cognitive-behavioral therapy more effective than other therapies? A meta-analytic review. *Clinical Psychology Review, 30,* 710-720.

Tolman, E. C. (1948). Cognitive maps in rats and men. *Psychological Review, 55,*189-208.

Turner, D. T., van der Gaag, M., Karyotaki, E., & Cuijpers, P. (2014). Psychological interventions for psychosis: A meta-analysis of comparative outcome studies. *The American Journal of Psychiatry, 171,* 523-538.

Van Apeldoorn, F. J., Timmerman, M. E., Mersch, P. P., van Hout, W. J., Visser, S.,van Dyck, R., & den Boer, J. A. (2010). A randomized trial of cognitive-behavioral therapy or selective serotonin reuptake inhibitor or both combined for panic disorder with or without agoraphobia: Treatment results through 1-year follow-up. *The Journal of Clinical Psychiatry, 71,* 574-586.

Vittengl, J. R., Clark, L. A., Dunn, T. W., & Jarrett, R. B. (2007). Reducing relapse and recurrence in unipolar depression: A comparative meta-analysis of cognitive-behavioral therapy's effects. *Journal of Consulting and Clinical Psychology, 75,* 475-488.

Walker, D. L., & Davis, M. (2002). The role of amygdala glutamate receptors in fear learning, fear-potentiated startle, and extinction [Special issue]. *Pharmacology, Biochemistry and Behavior, 71,* 379-392.

Waller, G., Stringer, H., & Meyer, C. (2012, February). What cognitive behavioral techniques do therapists report using when delivering cognitive behavioral therapy for the eating disorders? *Journal of Consulting and Clinical Psychology, 80,* 171-175.

Waters, A. M., Zimmer-Gembeck, M. J., Craske, M. G., Pine, D. S., Bradley, B. P., & Mogg, K. (2015). Look for good and never give up: A novel attention training treatment for childhood anxiety disorders. *Behaviour Research and Therapy,*

73, 111-123.

Watson, J. B., & Rayner, R. (1920). Conditioned emotional reactions. *Journal of Experimental Psychology*, *3*, 1-14.

Watts, F. (1971). Desensitization as an habituation phenomenon: 1. Stimulus intensity as determinant of the effects of stimulus lengths. *Behaviour Research and Therapy*, *9*, 209-217.

Weissman, M. M., Verdeli, H., Gameroff, M. J., Bledsoe, S. E., Betts, K., Mufson, L., ... Wickramaratne, P. (2006). National survey of psychotherapy training in psychiatry, psychology, and social work. *Archives of General Psychiatry*, *63*, 925-934.

Weisz, J. R., Jensen, A. L., & McLeod, B. D. (2005). Development and dissemination of child and adolescent psychotherapies: Milestones, methods, and a new deployment-focused model. In E. D. Hibbs & S. P. Jensen (Eds.), *Psychosocial treatments for child and adolescent disorders: Empirically based strategies for clinical practice* (2nd ed., pp. 9-39). Washington, DC: American Psychological Association.

Westra, H. A., Dozois, D. J. A., & Marcus, M. (2007). Expectancy, homework compliance, and initial change in cognitive-behavioral therapy for anxiety. *Journal of Consulting and Clinical Psychology*, *75*, 363-373.

Williams, J. M., Alatiq, Y., Crane, C., Barnhofer, T., Fennell, M. J., Duggan, D.S., ... Goodwin, G. M. (2008). Mindfulness–based cognitive therapy (MBCT) in bipolar disorder: Preliminary evaluation of immediate effects on betweenepisode functioning. *Journal of Affective Disorders*, *107*, 275-279.

Williams, S. L. (1990). Guided mastery treatment of agoraphobia: Beyond stimulus exposure. *Progress in Behavior Modification*, *26*, 89-121.

Williams, S. L., & Zane, G. (1989). Guided mastery and stimulus exposure treatments for severe performance anxiety in agoraphobics. *Behaviour Research and Therapy*, *27*, 237-245.

Wolitzky-Taylor, K. B., Arch, J. J., Rosenfield, D., & Craske, M. G. (2012). Moderators and non-specific predictors of treatment outcome for anxiety disorders: A comparison of cognitive behavioral therapy to acceptance and commitment therapy. *Journal of Consulting and Clinical Psychology*, *80*, 786-799.

Wolpe, J. (1958). *Psychotherapy by reciprocal inhibition*. Oxford, England: Stanford University Press.

Young, J. E. (1990). *Cognitive therapy for personality disorders: A schema-focused approach.* Sarasota, FL: Professional Resource Press.

Young, J. E., Rygh, J. L., Weinberger, A. D., & Beck, A. T. (2008). Cognitive therapy for depression. In D. H. Barlow (Ed.), *Clinical handbook of psychological disorders: A step-by-step treatment manual* (pp. 275-331). New York, NY: Guilford Press.

Zurawski, R. M., & Smith, T. W. (1987). Assessing irrational beliefs and emotional distress: Evidence and implications of limited discriminant validity. *Journal of Counseling Psychology, 34,* 224-227.

丛书主编简介

乔恩·卡尔森（Jon Carlson），心理学博士，教育博士，美国专业心理学委员会成员。他是一位杰出的心理学教授，在位于伊利诺伊州大学园的州长州立大学从事心理咨询工作，同时，他也是一位就职于威斯康星州日内瓦湖的健康诊所的心理学家。卡尔森博士担任多家期刊的编辑，其中包括《个体心理学杂志》和《家庭杂志》。他获得了家庭心理学和阿德勒心理学的学位证书。他发表的论文有150多篇，出版图书40多部，其中包括《幸福婚姻的10堂必修课》《阿德勒的治疗》[1]《餐桌上的木乃伊》《失误的治疗》《改变我的来访者》《圣灵让我们感动》。他与一些重要的专业治疗师和教育者一起，创作了200多部专业录像和DVD。2004年，美国心理咨询学会称他是一个"活着的传说"。最近，他还与漫画家乔·马丁一起在多家报纸上同时刊登了忠告漫画《生命边缘》。

马特·恩格拉-卡尔森（Matt Englar-Carlson），哲学博士，他是加利福尼亚州立大学富尔顿分校的心理咨询学副教授，同时也是位于澳大利亚阿米德尔市的新英格兰大学健康学院的兼职高级讲师。他是美国心理学会第51分会的会员。作为一名学者、

---

[1]《阿德勒的治疗》，2012年1月，重庆大学出版社。——译者注

教师和临床医生，恩格拉-卡尔森博士一直是一位勇于创新的人，他在职业上一直充满激情地训练，教授临床医生更为有效地治疗其男性来访者。他发表的著作达30多部，在国内和国际上做了50多场演讲，其中大多数的关注焦点都集中于男性和男性气质。恩格拉-卡尔森博士与人合著了《与男性共处一室：治疗改变案例集》和《问题男孩的心理咨询：专业指导手册》。2007年，男性心理研究学会提名他为年度最佳研究者。同时，他也是美国心理学会致力发展男性心理学实践指导方针工作小组的成员。作为一位临床医生，他在学校、社群、大学心理健康机构对儿童、成人以及家庭进行了广泛的治疗。

图书在版编目（CIP）数据

认知行为疗法 /（美）米歇尔·G.克拉斯克（Michelle G. Craske）著；郭成，方红译. -- 重庆：重庆大学出版社，2021.4（鹿鸣心理·心理治疗丛书）

书名原文：Cognitive-Behavioral Therapy

ISBN 978-7-5689-2476-4

Ⅰ.①认… Ⅱ.①米… ②郭… ③方… Ⅲ.①认知－行为疗法－教材 Ⅳ.①R749.055

中国版本图书馆CIP数据核字(2021)第047431号

认知行为疗法

RENZHI XINGWEI LIAOFA

[美]米歇尔·G.克拉斯克（Michelle G. Craske） 著

郭成 方红 译

郭本禹 主编

鹿鸣心理策划人：王斌

责任编辑：赵艳君　　版式设计：敬　京
责任校对：万清菊　　责任印制：赵　晟

*

重庆大学出版社出版发行

出版人：饶帮华

社址：重庆市沙坪坝区大学城西路21号

邮编：401331

电话：（023）88617190　88617185（中小学）

传真：（023）88617186　88617166

网址：http://www.cqup.com.cn

邮箱：fxk@cqup.com.cn（营销中心）

重庆市国丰印务有限责任公司印刷

*

开本：890mm×1240mm　1/32　印张：7.375　字数：159千

2021年4月第1版　　2021年4月第1次印刷

ISBN 978-7-5689-2476-4　　定价：49.00元

版贸核渝字（2017）第105号